Schmoller/Meyer
Das Asthma-Selbsthilfebuch

D1735796

Die Autoren

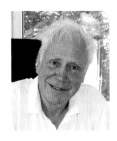

Dr. med. Tibor Schmoller ist Facharzt für Lungen- und
Bronchialheilkunde, Allergologie sowie Innere Medizin.
»Als Hamburger hat mich die weite Welt schon immer
fasziniert. Meine Studienzeit in Neuseeland und die Jahre
als Stipendiat der Deutschen Forschungsgemeinschaft am
weltweit renommierten Institute of Respiratory Physiology
der University of California, San Diego, haben mich stark
geprägt. Die beruflichen Erfahrungen, die ich dort gemacht
habe, verstärkten meinen Wunsch, Menschen mit Atemwegserkrankungen zu helfen«. Inzwischen ist Dr. Schmoller
auf diesem Gebiet Autor mehrerer medizinischer Ratgeber.
Zurück in Deutschland war er wissenschaftlich und klinisch
an der Universitätsklinik Hamburg-Eppendorf tätig. Seit
1987 arbeitet er in eigener Praxis in Hamburg. Seine Freizeit
verbringt er am liebsten mit seiner Familie an der Ostalgar-
ve im Süden Portugals. Dort erholt er sich bei Wanderungen
durch die Lagunen und entlang der Strände.

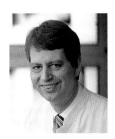

Priv.-Doz. Dr. med. Andreas Meyer ist Internist, Allergologe
und Pneumologe. Auch sein Weg führte an die University
of California in San Diego. An dieser berühmten Universität hatte er Gelegenheit, einige Monate in der Klinik des
international bekannten Lungenspezialisten Prof. Kenneth
Moser zu arbeiten. Seine wissenschaftliche Laufbahn
setzte der gebürtige Hamburger an der Universitätsklinik
Hamburg-Eppendorf fort. Seit 2004 ist er Chefarzt der Klinik
für Pneumologie in den Kliniken Mariahilf in Mönchengladbach. Diese Klinik ging aus dem in Deutschland gut bekannten Allergie- und Asthmakrankenhaus des Krankenpflege-
ordens der Kamillianer hervor. »Sport gehört zu meinem
Leben, und ich halte mich mit Wander- und Radtouren fit.
Aber meine große Leidenschaft ist mein Sportsegelboot
»Krumdal« – bei Segeltörns auf den nahegelegenen Seen
der Maas tanke ich Ruhe und Kraft, mal unterwegs mit
meiner Familie, mal mit meinen Freunden.«

Dr. Tibor Schmoller
Dr. Andreas Meyer

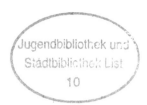
Das Asthma-
Selbsthilfebuch

Damit Ihnen nie mehr die Luft wegbleibt

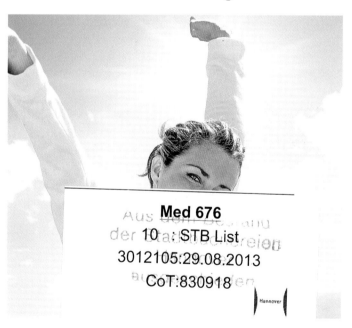

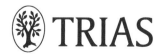
TRIAS

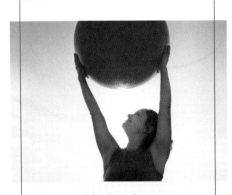 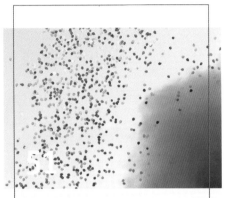

Die Krankheit erkennen

Um Asthma erfolgreich behandeln zu können, ist es besonders wichtig, die Auslöser zu kennen. Eine ausführliche Krankengeschichte und gründliche körperliche Untersuchung sowie Lungenfunktionstests und Allergiediagnostik liefern hierbei wichtige Informationen.

Wie Asthma entsteht

Auch wenn nicht vollständig geklärt ist, wie sich Asthma entwickelt, so steht eines fest: Bestimmte Reize allergischer, chemischer oder physikalischer Natur können eine Entzündung der Atemwege sowie eine Verkrampfung der glatten Muskulatur auslösen.

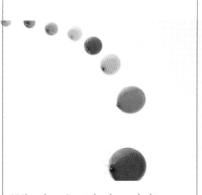

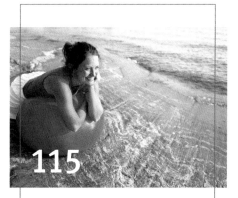

Wie der Arzt behandelt

Ob Sprays, Tabletten oder Inhalationen – dank wirksamer Medikamente kann die Mehrheit der Asthmatiker mittlerweile vollkommen beschwerdefrei leben. Für eine optimale Therapie ist es jedoch notwendig, Dosis, Dauer und Art der Anwendung genau zu bestimmen.

Was Sie selbst tun können

Werden Sie Ihr eigener Therapeut, indem Sie lernen, wie Sie quälende Asthmaanfälle rechtzeitig erkennen bzw. vorzeitig vermeiden können. Die Auslöser zu kennen ist ebenso Teil des Asthma-Managements wie Sport, Atemgymnastik und eine balancierte Ernährung.

SPECIAL

Zu diesem Buch

Bei der ärztlichen Beratung von Patienten mit Asthma reicht auch ein langes Gespräch nicht aus, um alle wichtigen Fragen zu klären. Der wechselhafte Verlauf von Asthma erfordert jedoch vom Betroffenen gute Kenntnisse über Ursachen und Auslöser sowie vorbeugende Maßnahmen. Dies ermöglicht eine aktive Mitarbeit, die nachweislich die Prognose der Asthmaerkrankung entscheidend verbessert.

Die Lektüre dieses Buches hilft Ihnen zu verstehen, was beim Asthma passiert und wie man einen drohenden Anfall rechtzeitig erkennen kann. Darüber hinaus erfahren Sie, wie die Asthmamedikamente wirken, wie sie stufenweise den Beschwerden anzupassen sind und welche Nebenwirkungen auftreten können. Auch wird Ihnen gezeigt, wie Sie im Notfall besonnen und angstfrei reagieren können. Das Buch zeigt Ihnen neue Wege zur aktiven Selbsthilfe auf und damit zur eigenständigen Kontrolle dieser Erkrankung.

Lassen Sie Ihre Lungenfunktion in regelmäßigen Abständen beim Hausarzt oder Lungenfacharzt überprüfen. Erfolg und Misserfolg aller Maßnahmen sollten mit Ihrem Arzt besprochen und in einem Tagebuch protokolliert werden. Vergessen Sie dabei nie, dass die medikamentöse Therapie nur der eine Teil, Ihre Lebensführung der andere Teil eines erfolgreichen »Asthma-Managements« sind. Dazu gehören vorbeugende Maßnahmen ebenso wie das Erlernen von Atemtechniken, sportliche Betätigung sowie die Wahrnehmung von Asthmaschulungen.

Die erste Ausgabe des Ratgebers erschien im April 2007 unter dem Titel *Asthma, mehr wissen, besser verstehen.* Jetzt halten Sie die vollständig überarbeitete 2. Auflage mit dem neuen Titel »Das Asthma-Selbsthilfebuch« in Händen, in der wir alle neuen Erkenntnisse zur Entstehung und Behandlung von Asthma berücksichtigt haben. Dieses Buch soll den Betroffenen sowie den Eltern asthmakranker Kinder als grundlegende Informationshilfe dienen. Es soll ihnen Sicherheit geben im Umgang mit dieser Erkrankung, denn Asthma ist einfach zu kontrollieren. Man muss eben nur wissen, wie. Auch diejenigen werden hier umfassend informiert, die – angeregt durch den Kontakt mit Asthmatikern im Familien-,

Freundes- oder Bekanntenkreis sowie im beruflichen Umfeld – mehr über die Erkrankung wissen möchten. So sollen Lehrer und Erzieher im Umgang mit asthmakranken Kindern unterstützt und die Wahrnehmung der Erkrankung gefördert werden.

Seit 2008 ist dieses Buch Bestandteil des Asthma-Informationsprojektes für Hamburger Schulen, das in Zusammenarbeit von Hamburger Lungenärzten (Internisten und Kinderärzte) mit der Hamburger Behörde für Schule und Berufsbildung entwickelt wurde (www.asthma-schule.de).

Asthma ist weltweit der häufigste Grund für Schulausfälle und Einschränkungen der Lebensqualität bei Kindern. Asthmakranke Schüler weisen erhöhte Schulfehlzeiten und dadurch eine erschwerte Lernentwicklung auf. Verständnis und Rücksichtnahme von Mitschülern und Lehrern sollen durch dieses Projekt gefördert werden. Ziel ist die Integration der Betroffenen in alle schulischen Aktivitäten einschließlich Sport, damit sie die gleichen Entwicklungschancen haben wie ihre gesunden Mitschüler.

Wir hoffen, dass die hier zusammengetragenen Erkenntnisse auch allen ärztlich tätigen Kollegen bei der Betreuung von Patienten mit Asthma und insbesondere bei der Durchführung von Asthmaschulungen wie den bundesweiten NASA-Schulungen im Rahmen der Disease-Management-Programme (DMP) dienlich sein können.

Für Anregungen und Verbesserungsvorschläge sind wir dankbar. Bitte schreiben Sie uns auch, wenn Sie Fragen haben und sich noch mehr Aufklärung oder Information wünschen.

Hamburg, Oktober 2012
Tibor Schmoller, Andreas Meyer

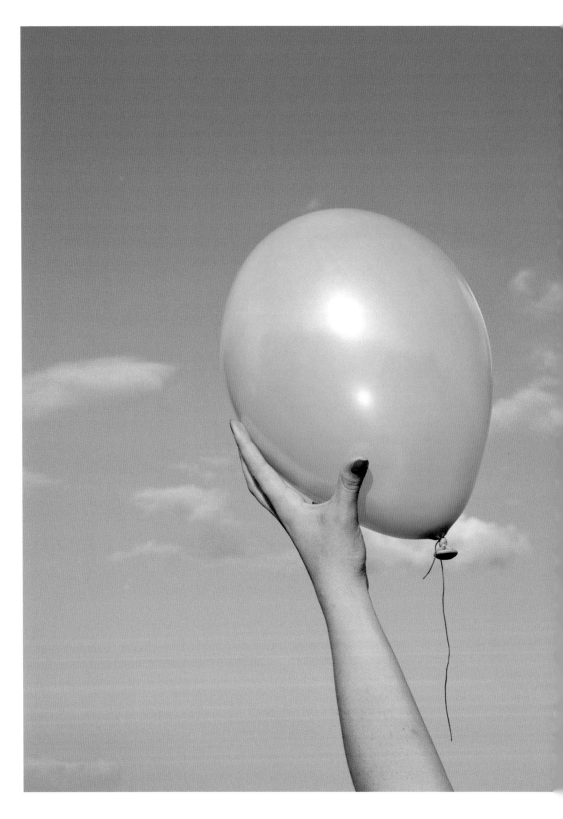

Wie zeigt sich Asthma?

Was sind typische Asthmabeschwerden? Wann und warum entsteht Luftnot? Wie funktioniert eigentlich unsere Lunge? Warum und wie entsteht Asthma? Um diese und weitere Fragen geht es im ersten Kapitel.

Was ist Asthma?

Unter Asthma bronchiale, im Folgenden auch nur Asthma genannt, versteht man eine chronische Entzündung der Atemwege, die durch eine Verengung und gleichzeitige Überempfindlichkeit der Bronchien gekennzeichnet ist. Dabei ist typisch für Asthma, dass sich die Bronchialverengung spontan oder unter Behandlung bessert, d. h. sie ist rückbildungsfähig.

An der asthmatischen Entzündungsreaktion der Atemwege sind viele verschiedene Entzündungszellen beteiligt, deren chemische Überträger- und Botenstoffe den Entzündungsprozess unterhalten oder verstärken. Ursache ist die Inhalation von Reizstoffen oder allergieauslösenden Substanzen (Allergene) aus unserer direkten Umgebung. Oft tritt Asthma anfallsartig auf sowie verstärkt während der Nacht oder am frühen Morgen. Allergische Reize wie z. B. Pollen, Tierhaare oder Hausstaubmilben sowie nicht allergische Reize wie kalte Luft, Zigarettenrauch oder Bronchialinfekte können Asthma auslösen oder verstärken. Äußere Faktoren wie Umwelteinflüsse und eine erbliche Veranlagung begünstigen ebenfalls die Entstehung von Asthma.

Die Ursachen für die bei Asthma auftretende Bronchialverengung sind
- eine Verkrampfung der Muskulatur der Bronchialwand,
- eine Schwellung der Schleimhaut der Bronchien und
- eine vermehrte Schleimproduktion in den Atemwegen.

Krankheitszeichen

Die verengten Atemwege erschweren die Atmung, insbesondere die Ausatmung. Die Luft muss geradezu aus der Lunge herausgepresst werden. Beklemmungsgefühl im Brustraum (Brustenge), Husten und Luftnot entstehen. Die in den engen Bronchien erhöhte Luftströmung verursacht pfeifende Atemgeräusche. Meist wird – bedingt durch die Entzündung – auch verstärkt zähflüssiger Bronchialschleim gebildet, der sich nur schwer abhusten lässt. Zu Beginn der Erkrankung leiden einige jedoch lediglich an einem störenden Reizhusten.

Typische Asthmabeschwerden sind:
- Luftnot und Kurzatmigkeit
- Husten, besonders nachts

- pfeifende Atemgeräusche
- glasig-zäher Auswurf
- Brustenge
- verminderte Belastbarkeit
- Abgeschlagenheit

Nächtliches Asthma

Von nächtlichem Asthma spricht man, wenn die Beschwerden während der Nacht oder am frühen Morgen auftreten. Das ist bei mehr als 90 Prozent der unbehandelten Asthmatiker der Fall. Auch bei behandeltem, nicht gut kontrolliertem Asthma treten nächtliche Asthmabeschwerden auf. Folge sind Schlafstörungen und vermehrte Tagesmüdigkeit. Als Ursache des nächtlichen Asthmas werden Änderungen der Blutspiegel verschiedener Hormone wie Cortison und Melatonin im Tag-Nacht-Rhythmus, verminderte Stickoxidspiegel im Blut während der Nacht sowie eine reduzierte Anzahl und Funktion der für die Bronchialerweiterung verantwortlichen Beta-2-Rezeptoren (Seite 28) diskutiert. Auch sind in der Nacht diejenigen Teile des vegetativen Nervensystems stärker aktiv, die eine Verengung der Bronchien begünstigen.

wichtig

Da die Atemwege vor allem nachts oft verengt sind, ist die abendliche Medikamenteneinnahme besonders zu beachten.

Bei nächtlichen Asthmabeschwerden ist ein Rückstrom von Magensaft in die Speiseröhre und den Rachenraum ursächlich auszuschließen. Dieser tritt insbesondere im flachen Liegen auf und geht häufig mit Sodbrennen einher. Nervenverbindungen zwischen Speiseröhre und Bronchialsystem lösen dabei reflexartig eine Verengung der Atemwege aus. Manchmal gelangen auch kleine Mengen von Magensaft in die Luftröhre und lösen dadurch schwere Hustenanfälle und Luftnot aus.

Wie entsteht die Atemnot?

Der Transport von Luft durch die engen Atemwege erhöht die Atemarbeit und führt im Falle eines schweren Asthmaanfalls auch zu einem Mangel an Sauerstoff

▼ Besonders quälend ist die erschwerte Atmung und das Gefühl von Luftnot, die sich bis zur Todesangst steigern können.

Entstehung der Atemnot bei Asthma

Verengung der Bronchien

⇩

Behinderung der Luftströmung

⇩

erschwerte Atmung

⇩

Gefühl der Luftnot

⇩

Erschöpfung der Atemmuskulatur

⇩

Todesangst

im Blut. Diese Vorgänge verursachen das subjektive Gefühl der Atemnot, das sich durch die Erschöpfung der Atemmuskulatur bis zur Todesangst steigern kann.

Typisch für Asthma: überempfindliche Bronchien

Bronchiale Überempfindlichkeit (bronchiale Hyperreagibilität, BHR) ist ein wesentliches Merkmal jeder Asthmaerkrankung. Sie wird gefördert durch die Entzündung der Bronchialschleimhaut. Bereits geringe Reize können dabei zu einer Bronchialverengung führen. 15–30 Prozent der Bevölkerung leiden an einer BHR, aber nur die Hälfte dieser Patienten leiden tatsächlich an Asthma. Rauchen fördert die Entstehung der bronchialen Überempfindlichkeit. So leiden 30–40 Prozent der Raucher ohne chronisch enge Atemwege an einer BHR. Noch ist nicht völlig geklärt, ob die BHR beim Nichtasthmatiker als Vorstufe zum Asthma zu werten ist. Typische Beschwerden sind Reizhusten, Luftnot und pfeifende Atemgeräusche, z.B. bei Inhalation kalter Luft, körperlicher Anstrengung oder bei Atemwegsinfekten. Es finden sich tageszeitliche Schwankungen mit einer Verstärkung der BHR in den Abend- und Nachtstunden sowie am frühen Morgen. Besonders ausgeprägt ist die bronchiale Überempfindlichkeit bei Kindern.

Asthmatiker weisen immer eine BHR auf. Bei Nichtasthmatikern kann die BHR z.B. durch Schadstoffexposition (Rauch, Kälte, Chlorwasser) oder nach einem bronchialen Infekt bzw. einer Lungenentzündung auftreten. Die Diagnose einer BHR gelingt durch Messung der Lungenfunktion mithilfe des inhalativen Reiz- oder Provokationstests (Seite 41).

wichtig

Jeder Asthmatiker hat überempfindliche Atemwege! Vermeiden Sie daher unnötige Reizungen z.B. durch kalte oder schadstoffbelastete Luft.

Wie häufig ist Asthma?

Man schätzt, dass in den westlichen Industrieländern circa fünf Prozent der Erwachsenen und 10–13 Prozent aller Kinder an Asthma erkranken. Bei Kindern stellt es die häufigste chronische Erkrankung dar. Die Diagnose Asthma wird in 75 Prozent der Fälle erstmalig bereits im Alter unter sieben Jahren gestellt. Hierbei handelt es sich meist um ein allergisches Asthma. Allerdings kann die Erkrankung in jedem Alter beginnen, wobei ein Erkrankungsbeginn nach dem fünfzigsten Lebensjahr sehr selten vorkommt.

Insgesamt leiden in Deutschland circa sechs Millionen Menschen an Asthma. Während hier die Zahl der Asthmakranken bis 1992 anstieg und seitdem weitgehend konstant ist, nimmt Asthma weltweit immer noch weiter zu.

Wie wird Asthma ausgelöst?

Wissenschaftliche Studien sprechen dafür, dass die Entstehung von Asthma auf ein multifaktorielles Geschehen zurückzuführen ist. Dabei sind insbesondere die erbliche Veranlagung sowie Umgebungsfaktoren bedeutend. Bronchiale Überempfindlichkeit, Entzündung der Atemwege und Allergien ebnen dabei der Entstehung von Asthma den Weg.

Wirtschaftsstruktur und Entwicklungsstatus der jeweiligen Länder ergeben unterschiedliche Trigger- oder Auslösefaktoren: In Schwellenländern sind erhöhte Konzentrationen von Luftschadstoffen durch Industrie sowie aktives und passives Rauchen wichtige Auslöser. So ist in China und Indien der rasche Anstieg von Asthma und Allergien auf die unkontrollierte Industrialisierung mit Schadstoffbelastung durch Stickoxide, Ozon und Schwebstäube zurückzuführen. In Ländern der westlichen Welt sind Zigarettenrauch, Übergewicht und übertriebene Hygiene auslösende Faktoren für die Asthmaentstehung.

Übertriebene Hygiene

Studien konnten zeigen, das Asthma bei Kindern, die auf Bauernhöfen aufwachsen und verstärkt Keimen ausgesetzt sind, seltener vorkommt als bei Kindern in Stadtwohnungen. Die Verstädterung der Bevölkerung begünstigt offenbar die Entstehung von Asthma im Kindesalter. Statt im Freien zu spielen, bleiben die Kinder oft im eigenen Zimmer und beschäftigen sich mit Fernsehen und Computerspielen. Die mangelnde körperliche Aktivität sowie der fehlende Kontakt mit Erregern der natürlichen Umgebung verhindert die Entwicklung einer normalen kindlichen Immunabwehr. Mit anderen Worten: Etwas Dreck stärkt das Immunsystem und schützt vor Asthma und Allergien. Zu viel Reinlichkeit führt zu mangelhaftem Training und unzureichender Entwicklung des Immunsystems.

Diese »Hygiene-Hypothese« konnte durch eine kürzlich in der anerkannten Fachzeitschrift Science publizierten Studie untermauert werden. Dabei konnten Forscherteams in München und Boston an Labormäusen nachweisen, dass solche, die keimfrei aufgewachsen waren, besonders viele natürliche Killer-T-Zellen in Lunge und Darm aufwiesen, die nach Aktivierung eine Reihe von Botenstoffen ausschütten. Diese Botenstoffe spielen bei Autoimmunkrankheiten und Entzündungen eine Rolle. Die daraus resultierende überschießende Reaktion des Immunsystems machte die Labormäuse anfälliger für Asthma.

Zu häufige Antibiotika-behandlungen

Somit ist auch erklärt, warum Kinder, die häufig mit Antibiotika behandelt werden,

13

häufiger an Asthma leiden. Aktuelle Untersuchungen sprechen dafür, dass auch die unnötige Behandlung von bestimmten Darmkeimen wie Helicobacter pylori bei fehlenden Magenbeschwerden die Entstehung von Asthma nach sich ziehen kann.

Das Helicobacter pylori ist ein Bakterium, das bei 50 Prozent der Weltbevölkerung nachweisbar ist. Nur bei gleichzeitigem Auftreten von Magenbeschwerden gilt es als Risikofaktor für die Entstehung von Magengeschwüren und -krebs und ist auch nur dann behandlungsbedürftig. Leider wird das Helicobacter pylori allzu häufig prophylaktisch mit Antibiotika bekämpft, auch wenn keine Beschwerden vorliegen.

Umweltschadstoffe und Rauchen

Luftschadstoffe wie Stickoxide und Ozon sowie in der Luft enthaltene Schwebstäube, die sogenannten partikulären Luftschadstoffe, scheinen zwar nicht ursächlich verantwortlich für Asthma oder Allergien zu sein, jedoch den Verlauf dieser Erkrankungen ungünstig zu beeinflussen. Insbesondere verkehrsbedingte Schadstoffbelastungen verstärken die Atemwegssymptome bei Asthmatikern, verschlechtern deren Lungenfunktion und fördern die Sensibilisierung gegenüber Allergenen. Kinder in Gebieten mit erhöhter Stickoxid- und Ozonkonzentration leiden gehäuft an Atemwegserkrankungen.

Aktives Rauchen erhöht die Wahrscheinlichkeit, an Asthma zu erkranken. Dies belegt beispielsweise eine an jugendlichen Rauchern durchgeführte Studie der Universität Ulm. Es wurde festgestellt, dass eine Dosis-Wirkungs-Beziehung zwischen dem Asthmarisiko und sowohl der Dauer der aktiven Rauchzeit als auch der Anzahl der täglich konsumierten Zigaretten besteht: Je länger und je mehr ein Jugendlicher raucht, desto höher ist sein Risiko, an Asthma zu erkranken.

wichtig

Nikotinverzicht ist eine absolute Notwendigkeit bei Patienten, die an Asthma leiden.

Auch Passivrauchen gilt als Risikofaktor für Atemwegserkrankungen und die Entstehung von Asthma. Wenn die Eltern rauchen, steigt das Risiko ihrer Kinder, an Asthma zu erkranken. Schutz vor Passivrauchen ist daher absolut notwendig. Dies gilt bereits für die Zeit der Schwangerschaft. Eine Belastung des Embryos durch eine rauchende Mutter fördert die Entwicklung von Asthma im späteren Leben. Studien zeigen, dass mütterliches Rauchen die Entstehung von Asthma begünstigt. Kinder mit vermindertem Geburtsgewicht infolge mütterlicher Rauchgewohnheiten tragen ein höheres Risiko, Asthmatiker zu werden.

Typische Luftschadstoffe, die Asthma fördern, sind:

- Stickoxide, Ozon
- Tabakrauch (in Innenräumen)
- atmosphärische Schwebstäube (in Außenluft)
- Dieselrußpartikel

Obwohl Umweltschadstoffe nicht kritiklos als alleinige Erklärung für die Zunahme von Allergien herangezogen werden sollten, sind Zusammenhänge mit einer Verstärkung oder Auslösung von Allergien (z. B. bei der Pollenallergie) eindeutig nachgewiesen.

In Zusammenhang mit dem starken Anstieg allergischer Asthmaerkrankungen wird vor allem die Rolle der Umweltfaktoren diskutiert. In unserer Umwelt – bedingt durch die fortschreitende Industrialisierung – lassen sich in zunehmendem Maß schädliche Stoffe, insbesondere auch Chemikalien, nachweisen, die das ökologische Gleichgewicht stören und dabei zu einer Gefahr für Pflanzen, Tiere und Menschen werden. Nach Untersuchungen der US-amerikanischen Umweltbehörde (Environmental Protection Agency, EPA) kommen in unserem Umfeld mehr als 60 000 (!) Chemikalien vor. Etwa 13 000 sind Bestandteile von Pflanzenschutzmitteln, Arzneien, Kosmetika und Lebensmitteln. Es konnte gezeigt werden, dass auch primär nicht allergisierende Stoffgemische Allergien verstärken können.

Allergene und Schadstoffe in Innenräumen

Veränderte Lebens- und Ernährungsgewohnheiten werden darüber hinaus für die weltweite Zunahme von Allergien und Asthma verantwortlich gemacht: Die moderne Bauweise von Häusern mit verbesserter Wärmeisolation und vermindertem

WISSEN

Warum nehmen Allergien weltweit zu?

Folgende Faktoren sind vermutlich für die weltweite Zunahme von Allergien mitverantwortlich:

- Zunahme der Allergenexposition (in der Außenluft und in Innenräumen)
- passive und aktive Zigarettenrauchexposition
- Auftreten neuer Allergene und Schadstoffe
- allergiefördernde Wirkung von Umweltverunreinigungen
- geringere Stimulation des frühkindlichen Körperabwehrsystems (z. B. übertriebene Hygiene und weniger Infektionen)
- westlicher Lebensstil

Raumbelüftung sowie die Zunahme von Innenraumallergenen und -schadstoffen in industrialisierten Ländern sind hier zu nennen. Mehr als 20 000 verschiedene Stoffe und Substanzen können Allergien auslösen. Studien aus Neuseeland und Australien machen Einflüsse durch ein verändertes Raumklima deutlich: Die verbesserte Isolation durch Wärmedämmung und Mehrfachverglasung der Fenster spart zwar Heizkosten, erhöht aber bei mangelnder Belüftung die Luftfeuchtigkeit und begünstigt somit das Wachstum von Hausstaubmilben und Schimmelpilzen.

Asthmavorkommen: Bestehen geografische Unterschiede?

In der 1991 begonnenen und kürzlich abgeschlossenen weltweit größten Langzeitstudie (ISAAC-Studie) zum Vorkommen von Asthma und Allergien bei Kindern und Jugendlichen wurden über einen Zeitraum von 20 Jahren in 106 Ländern insgesamt fast zwei Millionen Kinder untersucht.

Dabei ergab sich, dass Asthma in Industrieländern deutlich häufiger vorkommt als in Entwicklungsländern. Die regionalen Unterschiede sind groß. Die niedrigste Anzahl asthmakranker Kinder fand sich in Äthiopien, Indien, Albanien und Russland (1,9–4,4 %), die höchste in Großbritannien, Schottland, Australien, Neuseeland, Kanada und den USA (24,6–36,7 %). Erhebliche Unterschiede fanden sich auch in den europäischen Ländern, z. B. Griechenland (3,7 %), Italien (8,9 %) und Deutschland (13,8 %). Diese Befunde unterstützen die Vermutung, dass in Staaten mit geringerer Hygiene und überwiegender Agrarstruktur weniger Menschen an Allergien und Asthma erkranken als in typischen westlichen Industriestaaten.

Studiendesign

Die Untersuchungen fanden in 314 Studienzentren statt; Münster und Greifswald waren die deutschen Zentren. Um die Entwicklung der Krankheiten zu untersuchen, befragten die Forscher die Betroffenen im Abstand von jeweils sieben Jahren: Die erste Untersuchungsphase lag vorwiegend in den Jahren 1994 und 1995, die zweite ca. 2001 und 2002, also zu Beginn dieses Jahrtausends. Befragt wurden die Eltern der Kinder im Alter von sechs bis sieben Jahren, die 13–14 Jahre alten Jugendlichen wurden selbst befragt. Dafür verwendeten die Forscher einen einfachen standardisierten Fragebogen, teilweise ergänzt durch Videos, mit denen sie den Befragten typische Asthmasymptome zeigten.

Transfettsäuren und Fastfood

Es konnte gezeigt werden, dass eine vernünftige Lebensweise mit gesunder Ernährung sowie Verzicht auf Zigaretten – auch bei den Eltern – das Risiko einer Asthmaentwicklung reduziert. Transfettsäuren in frittierten Gerichten, in Fastfood, vielen Margarinen und Backwaren fördern die Entstehung von Asthma. Mediterrane Kost mit Meeresfisch, Gemüse,

Hülsenfrüchten, Brot, Nüssen und Oliven- oder Rapsöl hingegen schützt offenbar vor Asthma und Allergien.

Rauchen, Abgase und Feinstaub

Besonders häufig litten Kinder von rauchenden Eltern an Asthma und Allergien. In Münster untersuchten die Forscher zusätzlich den Einfluss von Belastungen durch den Straßenverkehr. Dabei fand man, dass Kinder an Hauptstraßen häufiger an Asthma leiden als Kinder, die in verkehrsarmen Seitenstraßen wohnen. Abgase und Feinstäube, insbesondere aus Dieselmotoren, sind vermutlich die Ursache, während industrielle Abgase einen im Vergleich geringeren Einfluss haben.

Kinder, die relativ lange gestillt wurden, litten seltener an Asthma als solche, die nur kurz oder gar nicht gestillt wurden.

Deutschland liegt bei allen untersuchten Symptomen im Mittelfeld. Der Unterschied zwischen den beiden deutschen Studienzentren Münster und Greifswald ist relativ gering, aber statistisch signifikant; in Greifswald sind die Kinder und Jugendlichen gesünder. Eine mögliche Erklärung: Kinderkrippen waren und sind auf dem Gebiet der ehemaligen DDR weiter verbreitet, die Kinder werden deshalb stärker mit Keimen konfrontiert und ihr Immunsystem kann sich dadurch besser entwickeln.

Mehr Asthma in reichen Ländern

Das Risiko, an Asthma zu erkranken, erhöht sich offenbar bei westlicher Lebensweise. Dabei fand sich auch ein Einfluss ökonomischer Faktoren: Je höher das Bruttosozialprodukt (BSP) bzw. je reicher das untersuchte Land ist, desto mehr Menschen leiden unter Asthma. In den reichen Ländern nimmt die Häufigkeit von Asthma allerdings im Gegensatz zu den ärmeren Ländern nicht weiter zu. Der Unterschied zwischen den reichen und armen Ländern wird also kleiner. Da der größere Teil der Weltbevölkerung in Ländern mit niedrigem BSP lebt und dort auch das Bevölkerungswachstum größer ist, leidet ein immer größerer Teil der Weltbevölkerung an Asthma.

Stadt-Land-Unterschiede

In vielen Ländern der Dritten Welt geht die Verwestlichung mit einer Verstädterung und somit einem Verlust ländlicher Lebensumstände einher. Kürzlich wurden Studien in der Mongolei durchgeführt, einem Land, welches sich im Übergang von einem ländlichen, bäuerlichen Lebensstil zu einer Industriegesellschaft befindet. Die Häufigkeit von Allergien betrug 13,6 % in den Dörfern der Mongolei, 25,3 % in kleinen Städten in ländlichen Regionen sowie 31 % in Ulan Bator, der Hauptstadt der Mongolei. Die Migration von Dörfern in kleinere Städte und die Hauptstadt des Landes beeinflusste die Häufigkeit allergischer Erkrankungen.

Bakterielle und virale Infekte

Neuere Untersuchungen sprechen dafür, dass bestimmte bakterielle Infekte im Säuglings- und Kleinkindalter – offenbar durch eine Stärkung des Immunsystems – der Entstehung von Allergien entgegenwirken, während bestimmte Virusinfekte, z. B. durch Rhinoviren, RSV (Respiratory Syncitial Viren) und Adenoviren, sowie bakterielle Infekte durch Chlamydien und Mykoplasmen die Entwicklung asthmatischer Erkrankungen begünstigen.

Virale Infekte der unteren Atemwege führen bei Kindern häufig zu einer Entzündung der ganz kleinen Bronchien, der sog. Bronchiolitis, aus der sich häufig Asthma entwickelt. Neue Studien lassen vermuten, dass genetische Faktoren dabei die Infektanfälligkeit begünstigen.

Welche Rolle spielt die Vererbung?

Untersuchungen aus der Genforschung haben ergeben, dass bestimmte Anlagen für Asthma auf unterschiedlichen Genorten der Chromosomen verankert sind. Besonders bei allergischem Asthma ist eine erbliche Veranlagung nachgewiesen. Zwillingsstudien und die familiäre Häufung allergischer Erkrankungen belegen diese genetische Disposition. Sie besagt, dass das Risiko, an Asthma zu erkranken, steigt, wenn bereits Vater, Mutter oder andere direkte Blutsverwandte an Allergien oder Asthma leiden. Offenbar bestehen komplizierte Zusammenhänge zwischen Umgebungsfaktoren wie z. B. passiver Zigarettenrauchexposition in der Kindheit und erblicher Veranlagung. Allerdings sind weder alle Genorte klar definiert, noch ergibt sich derzeit irgendeine Konsequenz hinsichtlich einer Behandlung oder der Diagnosestellung.

> ## WISSEN
>
> ### Wie hoch ist das familiäre Allergierisiko?
>
> Die folgenden Werte zeigen das Allergierisiko eines Kindes bei entsprechender Vorbelastung anderer Familienmitglieder:
> - Beide Eltern gesund: 5–15 %
> - Ein Elternteil mit Allergie: 20–40 %
> - Ein Geschwisterkind mit Allergie: 25–35 %
> - Beide Eltern Allergiker: 60–80 %

Was ist eigentlich eine Allergie?

Eine allergische Reaktion ist dadurch gekennzeichnet, dass das körpereigene Abwehr- bzw. Immunsystem auf bestimmte Stoffe unserer Umwelt, die für den gesunden Menschen harmlos sind, übersteigert antwortet und dadurch im Körper unerwünschte Reaktionen auslöst.

Ein Allergiker wehrt Stoffe ab, die für Nichtallergiker völlig harmlos sind. Zuvor muss der Allergiker jedoch eine Phase durchlaufen, in der er für diesen bestimmten Stoff (z. B. Roggenpollen) empfindlich gemacht wird. Man spricht von Sensibilisierung. Sie geschieht unbemerkt und führt zur Bildung von Antikörpern.

Verlauf und Heilungsaussichten

Asthma bronchiale basiert auf einem chronischen, also andauernden Entzündungsprozess der Atemwege. Es ist eher unwahrscheinlich, dass die Erkrankung im Lauf der Zeit vollkommen verschwindet. Bei kindlichem Asthma verlieren sich die Beschwerden spontan in 30–70 Prozent der Fälle im zweiten Lebensjahrzehnt. Je schwerer das Asthma in der Kindheit ist, desto wahrscheinlicher ist es, dass die Betroffenen auch als Erwachsene darunter leiden. Das Fortschreiten zu einem schwergradigen Asthma bronchiale wird glücklicherweise nur selten beobachtet.

Der natürliche Verlauf von Asthma ist abhängig von zwei Faktoren: vom Schweregrad und Alter bei Diagnosestellung:

- Bei 80 Prozent derjenigen, die bei der Diagnosestellung eines schwergradigen Asthmas jünger als 15 Jahre waren, besserte sich das Asthma im Verlauf der nächsten fünf Jahre.
- Waren die Patienten älter als 15 Jahre, besserte sich dagegen das Asthma nur noch bei 60 Prozent.
- Wenn bei Erkrankungsbeginn ein nur leichtgradiges Asthma diagnostiziert wurde, besserte sich bei allen das Asthma im Verlauf der folgenden fünf Jahre, unabhängig vom Alter.

Ohne Behandlung bleibt die Entzündungsreaktion der Atemwege zumeist bestehen oder verstärkt sich sogar. Unter umsichtiger Kontrolle und regelmäßiger medikamentöser Therapie jedoch sind sowohl Lebenserwartung als auch Lebensqualität in der Regel nicht wesentlich eingeschränkt. Ein gut eingestellter Asthmatiker wird glücklicherweise nur selten daran erinnert, dass seine Atemwege überempfindlich reagieren. Bei den meisten Patienten ist die körperliche Leistungsfähigkeit nicht beeinträchtigt. Es gibt sogar viele Leistungssportler mit Asthma.

Wichtig ist, dass Sie selbst in der Lage sind, den Zustand Ihrer Bronchien zu beurteilen. Seien Sie ehrlich sich selbst gegenüber. Schämen Sie sich nicht Ihrer Erkrankung, sondern bekennen Sie sich dazu, Asthma zu haben. Versuchen Sie, auch nicht mit scheinbarem Mut, die Beschwerden zu ertragen, nur um Medikamente einzusparen. Benutzen Sie Ihr Peak-Flow-Meter (Seite 93), solange Sie nicht völlig beschwerdefrei sind, und sprechen Sie mit Ihrem Arzt über die gemessenen Ergebnisse.

Jeder Mensch hat irgendein »schwaches Organ«. Die einen beklagen Migräne, die nächsten Verdauungsprobleme, andere müssen mit ihren überempfindlichen Bronchien bzw. Asthma leben. Letzteres betrifft etwa zehn Prozent der Gesamtbevölkerung dieser Welt.

Krankheitsentwicklung bei Kindern

Eine Reihe von Studien hat die Krankheitsentwicklung bei Kindern beobachtet, bei denen im Alter bis zu sechs Jahren pfeifende oder giemende Atemgeräusche feststellbar waren. Bei den meisten dieser Kinder war dies ein harmloses Zeichen der Luftbewegung in den noch relativ engen Atemwegen. Dennoch erhöht sich offenbar das Risiko eines Asthmas, je länger giemende Atemgeräusche im Verlauf der Kindheit feststellbar sind. So entwickelte fast die Hälfte derjenigen Kinder, die auch noch mit sechs Jahren giemten, später eine Asthmaerkrankung. Diese wiesen

WISSEN

Asthmarisiko bei Kindern

Ein erhöhtes Risiko für fortbestehende pfeifende Atemgeräusche und eine Asthmaentwicklung besteht bei:
- häufigen pfeifenden Atemgeräuschen im ersten Lebensjahr
- einem Hautekzem
- einem erhöhten Serum-IgE-Spiegel (Seite 47)
- Asthma der Mutter
- mütterlichem Rauchen

auch als Jugendliche und junge Erwachsene häufig eine eingeschränkte Lungenfunktion auf.

Schwergradiges Asthma

Glücklicherweise treten schwergradige Asthmaverläufe nur in max. fünf Prozent der Fälle auf. Betroffene Patienten müssen häufiger in der Klinik wegen Asthmaanfällen behandelt werden. 60 Prozent der Kosten zur Behandlung von Asthma werden für das Management schwergradiger Verlaufsformen ausgegeben.

Als mögliche Ursache für schlecht behandelbares, schweres Asthma wird ein vermindertes Ansprechen sowie eine zahlenmäßige Reduktion von Betarezeptoren in der glatten Muskulatur der Bronchien (Seite 28) diskutiert. Diese Betarezeptoren sind notwendig, um die Bronchien zu erweitern. Auch eine verminderte Funktion der Steroidrezeptoren ist denkbar, d. h. dass entsprechende Patienten nicht oder nur gering auf die Gabe von Cortison ansprechen.

Zusätzlich besteht offenbar auch relativ häufig eine Fehlfunktion des Kehlkopfes bzw. der Muskeln, welche die Stimmbänder versorgen. Mittels computertomografischer Darstellung dieser Region konnte nachgewiesen werden, dass Patienten mit schwergradigem Asthma häufig eine erhebliche Stimmband-bedingte Verengung des Kehlkopfeinganges aufweisen. Diese war auch in der Lungenfunktionsuntersuchung nicht immer erkennbar.

Neue Untersuchungen konnten anhand von Säuremessungen in der Speiseröhre dagegen nicht feststellen, dass – wie früher vermutet – ein beschwerdefreier Rückstrom von Magensaft in die Speiseröhre (sog. asymptomatischer Reflux) bei schwergradigem Asthma gehäuft auftritt bzw. bei der Entstehung der schwergradigen Verlaufsformen eine Rolle spielt.

Neben der Lungenfunktion ist insbesondere die Messung der Stickoxide in der Ausatemluft (FENO, Seite 42) eine sehr empfindliche Methode zur Feststellung eines höhergradigen Asthmas. Bei diesen Formen findet sich häufig eine fehlende Reduktion der Stickoxide nach antientzündlicher Therapie z. B. mit inhalativen Corticoiden (ICS).

Es gibt nur wenige Informationen über den natürlichen Verlauf von schwergradigem bzw. schwer therapierbarem Asthma. In einer größeren Studie benötigten im Intervall 50–60 Prozent der betroffenen Patienten Cortison systemisch in Tablettenform, wobei – insbesondere bei männlichen Jugendlichen –sich die Lungenfunktion im Verlauf der Jahre kontinuierlich verschlechterte.

Die Sterblichkeit bei Asthma

Erfreulicherweise hat in Deutschland die Therapie mit inhalativen Corticoiden zu einer Abnahme der schweren Asthmaanfälle sowie der Asthmasterblichkeit geführt. In den letzten zehn Jahren sind ein Drittel weniger Patienten durch Asthma verstorben, das heißt, die Asthmasterblichkeit liegt jetzt bei ca. 4 000 Patienten pro Jahr. Die Mehrzahl solcher Todesfälle ließe sich vermeiden, wenn Patienten besser informiert wären oder sie die Behandlungsempfehlungen ihres Arztes gewissenhafter befolgten.

Tödliche Komplikationen durch Asthma sind am häufigsten bei Betroffenen über 55 Jahre, weil im höheren Alter oft Begleiterkrankungen z. B. des Herzens vorliegen. Gerade für diese Patientengruppe gilt: Kenntnisse über die individuelle medikamentöse Behandlung ihrer Erkrankung, deren konsequente Einhaltung und die Anwendung vorbeugender Maßnahmen senken das Risiko von Komplikationen.

Asthma in der Schule – Lehrer und Schüler informieren

Asthma bronchiale ist die häufigste chronische Erkrankung bei Kindern und Jugendlichen. In dieser Altersgruppe ist sie doppelt so häufig wie bei Erwachsenen. In Deutschland leiden ca. zehn Prozent der Schüler an diagnostiziertem Asthma.

Asthma verursacht nicht nur erhebliche Kosten für das Gesundheitssystem in Milliardenhöhe, sondern es bedeutet auch eine Einschränkung der Lebensqualität der betroffenen Schüler. Erhöhte Schulfehlzeiten erschweren die Lernentwicklung und bedeuten, dass die betroffenen Schüler nicht die gleichen Chancen wie die Mitschüler ohne Asthmaerkrankung haben.

Rauchen erhöht das Asthmarisiko

Rauchen (aktiv und passiv) erhöht das Risiko erheblich und gilt als wichtigster einzelner Risikofaktor für die Asthmaentstehung während der Schulzeit. Neuere Studien zeigen, dass bei Jugendlichen das Risiko, durch Rauchen an Asthma zu erkranken, nicht nur von der Anzahl der gerauchten Zigaretten, sondern auch von der Zeit, über die regelmäßig geraucht wird, abhängig ist: Ein 14-Jähriger, der zwei Jahre regelmäßig raucht, verdoppelt sein Risiko für Asthma. Er verdreifacht es nach mehr als zehn Zigaretten/Tag und vervierfacht es, wenn er vier Jahre statt zwei Jahre regelmäßig zehn Zigaretten/Tag raucht. Die Zahlen entstammen einer Studie, bei der 3800 Kinder in Dresden und München im Zeitverlauf zwischen dem 10. und 17. Lebensjahr erfasst wurden. Diese Erkenntnisse wurden in einer 2006 von der University of California, Los Angeles, publizierten Studie an Schulkindern in Südkalifornien bestätigt. Asthma ist nicht nur ein deutsches Problem. Weltweit findet sich in den letzten Jahrzehnten ein Anstieg der Erkrankungshäufigkeit gerade bei Jugendlichen.

Informationsprojekt an Hamburger Schulen

Informationen zum Asthma sollten allen Schulen zur Verfügung gestellt werden, um die Wahrnehmung dieser Erkrankung zu verbessern. 2008 wurde daher von Lungenärzten (Internisten und Kinderärzte) in Hamburg das Asthma-Informationsprojekt »Asthma, mehr wissen, besser verstehen« gegründet (www.asthma-schule.de). Dies geschah in Zusammenarbeit mit der Hamburger Behörde für Schule und Berufsbildung mit Unterstützung der Hamburger Ärztekammer. Das Projekt will Lehrer, betroffene Schüler und ihre Mitschüler aufklären und informieren. Denn Asthma ist wie kaum eine andere Erkrankung durch Eigenmaßnahmen wie Meiden von Auslösern, regelmäßige Medikamenteneinnahme und eine vernünftige Lebensweise gut zu kontrollieren. Schulfehltage mit Verzicht auf Klassenreisen, Sportveranstaltungen oder Ausflüge können vermieden werden.

Alle Schüler und Lehrkräfte, sollten mehr über Asthma wissen und es besser verstehen, um die Betroffenen sinnvoll zu unterstützen. Wir müssen gemeinsam daran arbeiten, dass Schüler mit Asthma die gleichen Chancen haben wie ihre gesunden Mitschüler.

Ziele für Schulprojekte

Wenn Sie Informationsprojekte an Ihrer Schule ins Leben rufen wollen, können Sie sich an folgenden Zielen orientieren:

- ein Bewusstsein für Asthmaerkrankungen entwickeln,
- die Auslöser von Asthma erlernen und erkennen,
- die Grundlagen der Asthmatherapie verstehen,
- im Notfall dem betreffenden Schüler helfen können,
- die Asthmamedikamente kennenlernen,
- Vorbeugemaßnahmen erlernen,
- Verständnis und Rücksichtnahme bei den gesunden Mitschülern fördern,
- die Betroffenen im Schul- und Sportunterricht vollständig integrieren,
- Notwendigkeit des Rauchverzichts erkennen,
- Maßnahmen zur Rauchabstinenz erlernen.

Mehr über Asthma zu wissen und besser zu verstehen, was in der Schule zu tun ist, wird die Kontrolle dieser Erkrankung verbessern. Dies ist umso wichtiger, weil die Schüler aufgrund der Schulreformen jetzt ganztägig in der Schule verbleiben und somit auch chronische Erkrankungen zu einem Problem der Schule werden, mit dem man sich vor Ort, d. h. in der Schule auseinandersetzen muss.

23

Wie funktionieren Atemwege und Lunge?

Wenn man etwas über die Anatomie unserer Atemwege weiß, wird man auch die krank machenden Abläufe bei Asthma besser verstehen. Die Weite der Atemwege wird primär über sogenannte Betarezeptoren reguliert. Asthmatisch verengte Atemwege lassen sich durch die Gabe von Beta-2-Mimetika, die an diesen Rezeptoren ansetzen, gewöhnlich rasch erweitern.

Wie sehen die Atemwege aus?

Vom Mund-Rachen- und Nasen-Rachen-Raum gelangt man über den Kehlkopf zu den zentralen Atemwegen. Diese sind röhrenförmig ausgebildet. Sie beginnen direkt hinter der Stimmritze des Kehlkopfs mit der Luftröhre. Die Luftröhre wird vorn aus halbmondförmigen Knorpelspangen und hinten aus einer Muskelschicht gebildet. Innen ist sie mit einer Schleimhaut ausgekleidet. Die Luftröhre gabelt sich in zwei Hauptäste, die wiederum Knorpel und spiralförmig angeordnete Muskulatur enthalten und als Stammbronchien bezeichnet werden. Die Stammbronchien teilen sich entsprechend der Anzahl der Lungenlappen in die Lappenbronchien und weiter in die Segmentbronchien auf. Diese teilen sich gleichmäßig immer weiter, um schließlich in kleine knorpelfreie Bronchien, die sogenannten Bronchiolen zu münden. Nach weiteren Teilungen münden diese sehr kleinen Atemwege in die traubenförmig angelegten Lungenbläschen, die Alveolen.

Die Bronchiolen werden außen von spiralförmigen, glatten Muskelfasern umschlossen, innen kleidet sie eine Schleimhautschicht aus. In der obersten Schicht dieser Schleimhaut, dem sogenannten Bronchialepithel, befinden sich Drüsenzellen (Becherzellen), die Bronchialsekret produzieren. Seine Aufgabe ist es, die Oberfläche der Atemwege anzufeuchten und mit einem Schutzfilm zu überziehen. Andere Zellen tragen auf ihrer Oberfläche winzig kleine Härchen (Flimmerhärchen oder Zilien), die rhythmisch und schnell mundwärts schlagen und dadurch den auf der Schleimhaut befindlichen Bronchialschleim zusammen mit den abgelagerten Staubteilchen wellenförmig in Richtung Mund-Rachen-Raum transportieren. Eine fortwährende Belastung der Bronchialschleimhaut durch Zigarettenrauch führt zu einer Funktionseinschränkung oder Zerstörung der für den Schleimtransport notwendigen Flimmerhärchen sowie zu einer Vermehrung der schleimbilden-

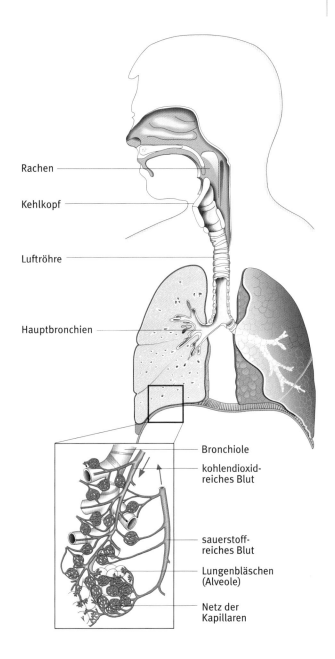

Rachen

Kehlkopf

Luftröhre

Hauptbronchien

Bronchiole

kohlendioxid-
reiches Blut

sauerstoff-
reiches Blut

Lungenbläschen
(Alveole)

Netz der
Kapillaren

▶ Der Aufbau und die Form der Lunge sind durch die beiden großen Bronchien (rechter und linker Stammbronchus) vorgegeben, die aus der Aufzweigung der Luftröhre entstehen. Diese beiden großen Bronchien verzweigen sich, ähnlich wie die Äste eines Baumes, immer weiter in feinere Zweige, die auch Bronchiolen genannt werden und bis zu 1 mm dünn sein können. Deshalb wird das gesamte System der Bronchien mit seinen vielen Verzweigungen auch Bronchialbaum genannt.

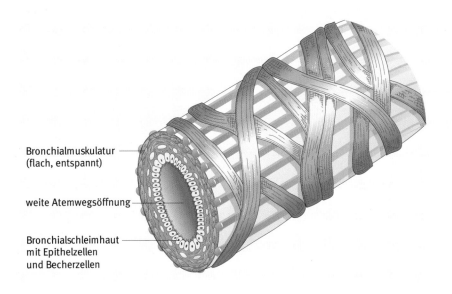

Bronchialmuskulatur
(flach, entspannt)

weite Atemwegsöffnung

Bronchialschleimhaut
mit Epithelzellen
und Becherzellen

▲ Querschnitt durch einen gesunden Bronchus

▼ Flimmerhärchen der Atemwegsschleimhaut. Links bei einem Nichtraucher, rechts durch Zigarettenrauch geschädigte Atemwegsschleimhaut (elektronenmikroskopische Aufnahme von Prof. K. Morgenroth).

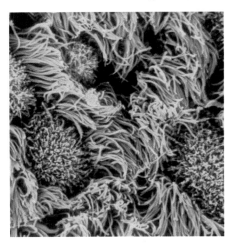
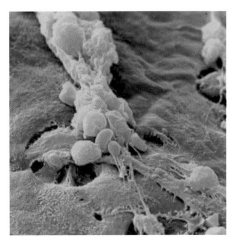

den Becherzellen. Die Abbildungen der gesunden und der durch Zigarettenrauch geschädigten Bronchialschleimhaut (Seite 26) lassen erahnen, wie die bronchiale Überempfindlichkeit eines Asthmakranken durch Zigarettenrauch verstärkt wird.

Die Aufgaben der Lunge

Die Lunge ist das Atmungsorgan des Menschen. Ihre Hauptaufgabe ist es, Sauerstoff (O_2) aus der Luft aufzunehmen und vom Körper gebildetes Kohlendioxid (CO_2) in die Außenluft abzugeben. Dieser Vorgang der Be- und Entladung des Blutes mit Sauerstoff bzw. Kohlendioxid wird Gasaustausch genannt. Der Transport der Gase erfolgt über die Atemwege, durch die der Sauerstoff beim Einatmen bis zu den Lungenbläschen gelangt.

Die Lungenbläschen sind nur durch eine sehr dünne Haut von den kleinsten Blutgefäßen im menschlichen Körper, den Kapillaren, getrennt. Hier gelangt der mit der Atemluft eingeatmete Sauerstoff ins Blut und von dort in die roten Blutkörperchen, wo er an den roten Blutfarbstoff, das Hämoglobin, gebunden wird. Über die Arterien kommt der Sauerstoff mit den roten Blutkörperchen zu allen Körperzellen und -organen, um deren Funktion aufrechtzuerhalten.

In umgekehrter Richtung, also mit der Ausatmung, erfolgt der Abtransport von Kohlendioxid, das als Abfallprodukt der Energiegewinnung überall im Körper bzw. in den Körperzellen entsteht.

Wie die Atmung funktioniert

Zum Ein- und Ausatmen von Luft benötigen wir unsere Atemmuskulatur. Der wichtigste Atemmuskel ist das Zwerchfell, das als große Muskelplatte quer zwischen Brust- und Bauchraum liegt. Zwischenrippenmuskeln, Brust- und Bauchmuskeln sowie verschiedene Muskeln des Schultergürtels helfen bei der Atemarbeit. Die Atemmuskeln wirken wie eine Pumpe: Beim Einatmen senkt sich das Zwerchfell nach unten in Richtung Bauch, die Schultern und Rippen heben sich leicht. Da-durch werden die Lungenflügel gedehnt, es entsteht ein leichter Unterdruck, sodass Luft in die Lunge einströmen kann. Das Ausatmen geschieht überwiegend passiv durch die Elastizität der Lungenflügel: Vergleichbar mit einem gespannten Gummiband, »schnurrt« die Lunge bei nachlassendem Zug zusammen und entlässt die in ihr befindliche Luft (Abb. Seite 28).

Die Atmung wird vorwiegend über zentrale Atemzentren im Gehirn, über

Chemorezeptoren in der Aorta und den Halsschlagadern sowie über Dehnungsrezeptoren in der Lunge gesteuert. Diese Rezeptoren arbeiten praktisch wie Empfänger oder Fühlkörperchen. So wird ein gleichmäßiges Ein- und Ausatmen erreicht, das den Bedürfnissen (z. B. beim Sport) angepasst ist. Wie stark die Lunge »belüftet« ist, hängt von der Beweglichkeit des Brustkorbs, von der Kraft der Atemmuskeln, der Dehnbarkeit der Lunge sowie von der Weite der Atemwege ab. Der Übergang des Sauerstoffs in das Blut kann durch Entzündungen in den Lun-

genbläschen und Kapillaren behindert sein. Bei Asthma führt die Verengung der Bronchien zu einer reduzierten Belüftung der Lunge.

Betarezeptoren: Für die Weite der Atemwege sind die sogenannten Betarezeptoren zuständig. Diese »Empfänger« sind überwiegend in der Muskulatur der Bronchien lokalisiert. Wenn sie aktiviert oder stimuliert werden, kommt es über eine Reihe chemischer Reaktionen zu einer Erweiterung der Atemwege. Werden die Rezeptoren hingegen blockiert (z. B. durch die Medikamentengruppe der Betablocker bei Bluthochdruckbehandlung), so verengen sich die Bronchien. An den Betarezeptoren greift eine große Gruppe von Asthmamedikamenten an, die

▼ Bewegungen im Brustkorb beim Ein- und Ausatmen: Bei Einatmung senkt sich, bei Ausatmung hebt sich der Hauptatemmuskel, das Zwerchfell.

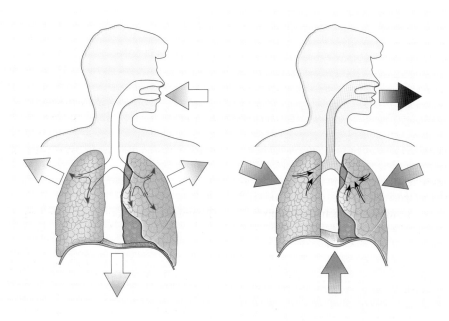

als Beta-2-Mimetika bezeichnet werden (Seite 66). Sie stimulieren die Rezeptoren, was die Atemwege schnell erweitert.

Welche Bedeutung hat die Nasenatmung?

Normalerweise atmen wir über die Nase ein. Dabei hat die Luft direkten Kontakt mit der Nasenschleimhaut und wird gereinigt, befeuchtet und erwärmt. Solange Sie also frei durch Ihre Nase einatmen, bleibt die Atemluft feucht und warm. Bei einer Mundatmung ist die Luft dagegen kühler, ungefiltert und trocken. Das kann bei Asthmatikern zu Beschwerden führen.

Bei gehäuft auftretenden Nasennebenhöhlenentzündungen sowie bei Verdacht auf Nasenpolypen sollte ein Hals-Nasen-Ohren-Arzt zurate gezogen werden. Ziel der Behandlung ist die Herstellung und Sicherung einer guten Belüftung und Drainage des Nasennebenhöhlensystems. Die Basisbehandlung besteht dabei immer in abschwellenden und schleimlösenden Maßnahmen. Darüber hinaus empfiehlt sich eine Stärkung der Infektabwehr (z. B. durch Impfungen oder Einnahme von Vitaminpräparaten).

wichtig

Sollten Sie mit offenem Mund schlafen, könnte dies ein Hinweis auf verengte Nasenwege oder -polypen sein. Bei Kindern ist die Mundatmung ein erstes Anzeichen auf eine vergrößerte Rachenmandel.

Wie sich die Atemwege durch Asthma verändern

Im Anfangsstadium von Asthma ist die Verengung der Atemwege vollständig rückbildungsfähig. Wird Asthma im weiteren Verlauf unzureichend behandelt, entsteht – bedingt durch chronische Entzündungsvorgänge – ein Wandumbau der Atemwege. Es kommt zu einer Vernarbung (Fibrosierung) der Bronchialwand und zu einer Verdickung der Muskulatur. Die Folge: Die Bronchien werden steifer. Ihre Verengung lässt sich durch Medikamente zunehmend schlechter beeinflussen. Die durch Vernarbung dauerhaft verengten Bronchien erhöhen den Widerstand in den Atemwegen. Bei der größtenteils passiven Ausatmung bleibt daher vermehrt Luft in den Lungenbläschen »gefangen«. Man spricht daher von »gefangener Luft«. Dies bedeutet eine zunehmende Druckbelastung der Lungenbläschen oder Alveolen. Die gesunde Lunge enthält ca. 300 Millionen solcher Lungenbläschen, deren Gesamtoberfläche etwa der eines Tennisplatzes entspricht. Über diese Lungenbläschen oder Alveolen wird Sauerstoff aus der eingeatmeten Luft ins Blut aufgenommen und Kohlendioxid in die Ausatemluft abgegeben. Dieser Prozess wird Gasaustausch genannt. Er ist lebenswichtig und Hauptaufgabe unserer Lungen.

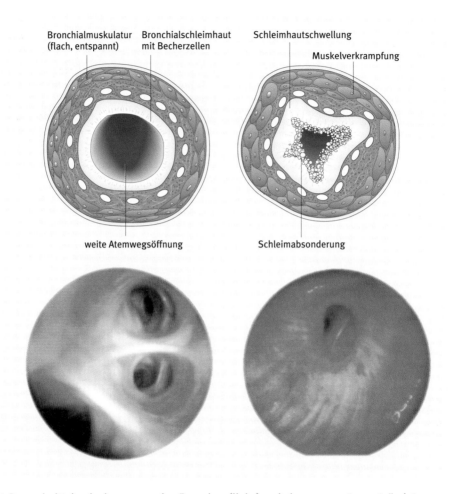

Bronchialmuskulatur (flach, entspannt)

Bronchialschleimhaut mit Becherzellen

Schleimhautschwellung

Muskelverkrampfung

weite Atemwegsöffnung

Schleimabsonderung

▲ Querschnitt durch einen gesunden Bronchus (links) und einen verengten entzündeten Bronchus bei Asthma (rechts). Als Zeichen einer Entzündung findet sich bei der Lungenspiegelung eine deutliche Rötung der Bronchialschleimhaut (rechte Abb.). Die oberste Zellschicht (Epithel) ist teilweise zerstört. Das darunter liegende Gewebe ist von Entzündungszellen durchsetzt (Fotos: Dr. G. Jelke).

Wie bei einem Luftballon, der ständig zu stark aufgeblasen wird, kann durch die erhöhten Atemwegswiderstände eine Überblähung der Lungenbläschen entstehen. Bei schwerem und anhaltendem Asthma können Lungenbläschen nicht nur überdehnt, sondern schließlich auch zerstört werden. Aus vielen Millionen kleinen Lungenbläschen mit einer riesigen Austauschfläche für Sauerstoff und Kohlendioxid entstehen schließlich tausende von größeren Lungenblasen mit einer nur noch kleinen Oberfläche zur Aufnahme von Sauerstoff. Die für den Gasaustausch zur Verfügung stehende Fläche schrumpft sozusagen von der Größe eines Tennisplatzes auf die eines Wohnzimmers zusammen. Unter körperlicher Belastung kann nun nicht mehr genügend Sauerstoff aufgenommen werden.

Diese strukturellen Veränderungen der Lunge werden als Lungenemphysem bezeichnet. Es findet sich in typischer Weise bei der chronisch obstruktiven Bronchitis (COPD) des Rauchers. Auch beim Asthmatiker sind diese Umbauvorgänge des Lungengewebes möglich, jedoch meist nur bei sehr schweren Formen oder bei unzureichender antientzündlicher Behandlung des Asthmas, insbesondere dann wenn geraucht wird.

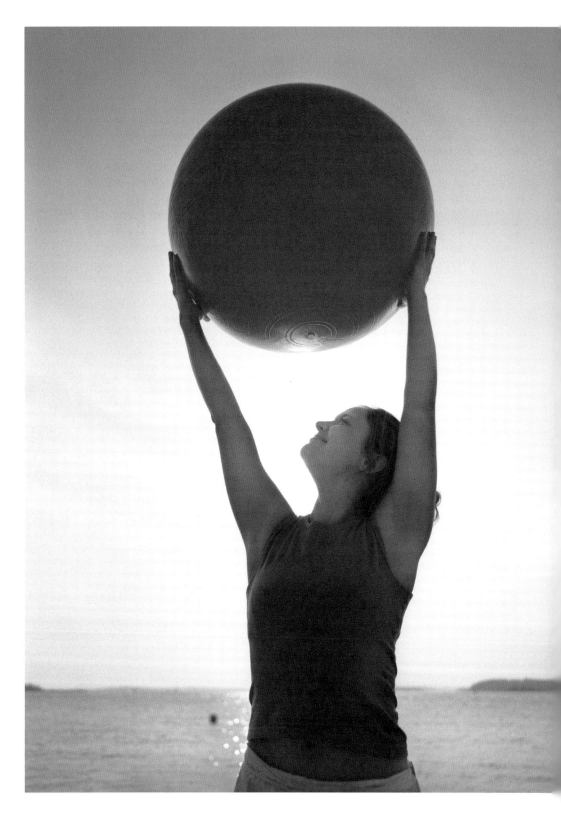

Die Krankheit erkennen

Bei der ärztlichen Untersuchung geht
es nicht nur darum festzustellen,
ob Sie tatsächlich Asthma haben,
sondern auch, welche Auslöser Ihr
Asthma hervorrufen und welche
Medikamente notwendig sind, um
Ihr Asthma zu kontrollieren.

So stellt der Arzt die Diagnose

Asthma ist nicht immer einfach festzustellen. Eine ausführliche Erhebung der Krankengeschichte, die körperliche Untersuchung sowie die Auswertung technischer Untersuchungsmethoden sind notwendig, um die Diagnose Asthma zu stellen und den Schweregrad der Erkrankung zu bestimmen. Die wichtigsten technischen Maßnahmen zur Feststellung von Asthma sind die Lungenfunktion und Allergiediagnostik.

Ihr Arzt kann sich zunächst durch eine ausführliche Befragung (Anamnese) ein Bild von Ihrer Erkrankung machen. Sie ist der erste Schritt zur Diagnosestellung. Die Anfangssymptome einer Asthmaerkrankung sind von Patient zu Patient ganz unterschiedlich. So kann Asthma mit Reizhusten, Schwierigkeiten beim Ausatmen, Atemnot oder mit pfeifenden Atemgeräuschen beginnen. Die Beschwerden können zu verschiedenen Tageszeiten und in unterschiedlicher Umgebung auftreten. Oft wird eine Überempfindlichkeit der Atemwege als Missempfindung im Brustkorb etwa beim Einatmen von kalter Luft, Küchendünsten oder Parfum sowie bei Temperaturwechsel geschildert. Häufig sind Allergien und Asthma bereits in der Familie aufgetreten. Meist treten die ersten Asthmasymptome in der Nacht auf. Die Checkliste auf Seite 36 hilft bei der Vorbereitung auf das Arztgespräch.

Mit einem Gerät zum Abhorchen der Lunge (Stethoskop) kann Ihr Arzt meist leicht erkennen, ob die Atemwege verengt sind. In diesem Fall vernimmt er ein pfeifendes Geräusch, das am Ende des Atemmanövers und bei sehr starker und schneller Ausatmung noch deutlicher hörbar ist. Dieses Geräusch bezeichnet der Arzt als Giemen. Das Giemen ist mit dem Stethoskop erst dann wahrnehmbar, wenn mindestens 25 Prozent der Atemwege verengt sind. Dies bedeutet, dass ein Viertel der Lunge nicht mehr einwandfrei arbeitet. Bei langjährigem, unzureichend behandeltem Asthma oder bei einem schweren Asthmaanfall kann das Atemgeräusch abgeschwächt und somit kaum wahrnehmbar sein. Der Arzt spricht dann von einer »stillen Lunge«.

Asthma-Diagnoseverfahren im Überblick

Die folgende Auflistung nennt alle Diagnoseverfahren, die einem Lungenfacharzt zur Verfügung stehen. Die einzelnen Methoden werden auf den nächsten Seiten genau beschrieben.
- Patientenbefragung: Anamnese
- Körperliche Untersuchung

- Lungenfunktionstests:
  - Spirometrie: Lungenvolumen
  - Body-Plethysmografie: Atemwegs-widerstände, Druck-Strömungskurven (Ein- und Ausatmung), Gasvolumina, Flussgeschwindigkeiten einschließlich Peak Flow sowie Fluss-Volumen-Kurven
  - Bronchialer Hyperreagibilitätstest: bronchiale Überempfindlichkeit der Atemwege: Funktion nach Inhalation, z.B. von Histamin oder kalter Luft
  - Bronchospasmolysetest: Funktion nach Inhalation von bronchialer-weiternden Medikamenten wie z.B. Beta-2-Mimetika
  - Ergometertest: Funktion nach körperlicher Belastung (Laufband- oder Fahrradergometer)
  - Inhalativer Provokationstest mit Allergen: Lungenfunktion nach Inhalation eines Allergens
- Blutgasanalyse: u.a. Sauerstoffbestimmung im arteriellen Blut (bei schwerem Asthma)
- Erfassung der Atemwegsentzündung bzw. entzündlichen Aktivität der Asthmaerkrankung:
  - FENO Test: Bestimmung von Stickoxiden (NO) in der Ausatemluft

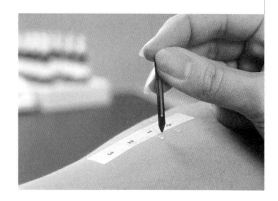

▲ Beim Prick-Test werden Allergene auf die Haut aufgetragen und die entsprechenden Stellen leicht angeritzt. Bilden sich Quaddeln, deutet dies auf eine Allergie hin.

- Allergiediagnostik:
  - Patientenbefragung: hierbei besonders eine Allergieanamnese
  - Hauttest: Prick-, Intracutan (Ic)-, Reib-, Scratch-Test
  - Bluttest: Serum-IgE gesamt, spezifisch (RAST-Test)
  - Provokationstest mit Allergen: nasal, inhalativ
- Auswurfanalyse: bei Neigung zu Infekten gegebenenfalls Untersuchung auf Keime, Pilze
- Peak-Flow-Verlaufsmessungen zu Hause: Peak-Flow-Tagebuch

Checkliste: Was Sie Ihrem Arzt mitteilen sollten

Ihre persönlichen Angaben zur Asthmaerkrankung sind sehr wichtig, damit Ihr Arzt den Schweregrad und Charakter Ihres Asthmas einschätzen kann. Die folgende Checkliste können Sie vor dem Gespräch mit Ihrem Arzt ausfüllen und mitnehmen. Kreuzen Sie bitte alle Punkte an, die auf Sie zutreffen, und machen sich bei Bedarf weitere Notizen.

Fragen zu Ihren Beschwerden

Welche Beschwerden haben Sie?
- [ ] Husten
- [ ] pfeifende Atemgeräusche
- [ ] Engegefühl im Brustbereich
- [ ] Luftnot
- [ ] Bronchialschleim (Auswurf; bitte auch Menge, Konsistenz und Farbe notieren)
- [ ] Heuschnupfen
- [ ] Nasennebenhöhlenentzündung
- [ ] Nasenpolypen
- [ ] Neurodermitis
- [ ] sonstige allergische Beschwerden (bitte notieren, welche)

_____

_____

Wann und wo treten die Beschwerden auf?
- [ ] ganzjährig mit oder ohne jahreszeitliche Verstärkung (saisonal)
- [ ] nur saisonal
- [ ] plötzlich
- [ ] allmähliche Verschlechterung

Beschwerden
(bitte notieren: wie lange, wie häufig, eher am Tag oder in der Nacht?)

_____

_____

umgebungsabhängig
(z. B. in Innenräumen)

_____

_____

seit wann (bitte Alter notieren)?

_____

im Verlauf
- [ ] gebessert,
- [ ] konstant geblieben oder
- [ ] verschlechtert?

Wie werden die Beschwerden ausgelöst?
- [ ] Pollenflug
- [ ] Staubbelastung
- [ ] Tierkontakt

☐ am Arbeitsplatz
☐ Zigarettenrauch
☐ berufliche Schadstoffbelastung
(Dämpfe, Rauch, Gase, Chemikalien)
☐ psychischer Stress
☐ Aspirin®, Antirheumatika
☐ Nahrungsmittel (bitte notieren, welche)
☐ Klimaveränderungen
☐ kalte Luft
☐ körperliche Belastung oder Sport
☐ hormonelle Einflüsse (Periode,
Schwangerschaft)
☐ Rückfluss von Magensaft (Reflux);
Sodbrennen; verstärkt im Liegen

Weitere wichtige Punkte

Bitte machen Sie sich auch Gedanken zu folgenden Fragen und notieren sich gegebenenfalls einige Stichworte.

Gibt es eine häusliche und/oder berufliche Reizstoffbelastung?
Beschaffenheit der Umgebung (Haus/Wohnung/Büro): Neubau oder Altbau? Klimaanlage?

_____

Heizung: Öl, offener Kamin, Ofen, Gas, Kerosin?

_____

Garten: Kompost?

_____

Wie stark sind die Symptome?
Wie behandelt?

_____

Wie häufig Cortison systemisch (Tabletten/ Injektionen)?

_____

Wie oft krankgeschrieben wegen Asthma?

_____

☐ Klinikaufenthalt wegen Asthma
☐ nächtliches Asthma
☐ eingeschränkte körperliche oder berufliche Aktivität durch Asthma
☐ Auswirkungen auf Familie und Psyche

Erhalten Sie familiäre Unterstützung?
Akzeptanz der Erkrankung, der Behandlungspläne?

_____

Verhalten bei Asthmaanfall, praktische Hilfestellung?

_____

Sind weitere Familienmitglieder erkrankt?
Gibt es Allergien und/oder Asthma in Ihrer Verwandtschaft?

_____

Wie ist Ihre eigene medizinische Vorgeschichte?
☐ frühere Lungenerkrankungen
☐ allergische Erkrankungen
☐ Hautekzem
☐ Nasennebenhöhlenentzündungen
☐ Magen-Darm-Erkrankungen
☐ Refluxkrankheit

Untersuchung der Lungenfunktion

Die in der Arztpraxis übliche Lungenfunktionsuntersuchung ist ein grundlegender Bestandteil der Asthmadiagnostik. Wichtige Funktionswerte sind dabei unter anderem die Vitalkapazität (VC), die Luftmenge, die man innerhalb der ersten Sekunde ausatmen kann (FEV1), der Spitzenfluss (Peak Flow) sowie der Atemwegswiderstand (RAW).

Asthma ist grundsätzlich gekennzeichnet durch folgende Veränderungen der Lungenfunktion:

- verminderte Strömungsgeschwindigkeit in den Atemwegen
- Besserung nach Gabe von bronchialerweiternden Medikamenten
- Variabilität der bronchialen Luftströmung
- Überempfindlichkeit der Atemwege

Beim Lungenfacharzt oder in der pneumologisch ausgerichteten Fachklinik können Provokationstests, sowie Bestimmungen der totalen Lungenkapazität, des Überblähungszustandes und der Gasaustauschqualität durchgeführt werden.

Bei kleineren Kindern ist die Durchführung einer Spirometrie wegen ungenügender Mitarbeit häufig nicht durchführbar. Einfacher ist die Peak-Flow-Messung, wobei weniger der absolute Wert als die Veränderung im Verlauf mit Messungen an verschiedenen Tagen und Tageszeiten eine Beurteilung zulässt.

Spirometrie

Vitalkapazität:

Bei der Spirometrie wird u. a. die Luftmenge gemessen, die Sie maximal ein- und ausatmen können. Die entsprechende Luftmenge wird als Vitalkapazität (VC) bezeichnet. Sie können dabei in aller Ruhe so tief wie möglich einatmen, nachdem Sie vorher maximal ausgeatmet haben. Die Vitalkapazität ist somit zeitunabhängig oder »statisch«. Dieser Wert ist in der Regel auch bei engen Atemwegen, d. h. beim Asthma nicht vermindert. Bei sehr schwerem Asthma mit entsprechender Überblähung der Lunge allerdings kann die Vitalkapazität reduziert sein.

FEV1:

Dies ist diejenige Luftmenge, die innerhalb der ersten Sekunde maximal ausgeatmet werden kann. Dieser von der Zeit

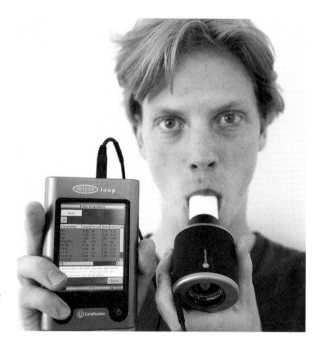

▶ Mit diesem einfachen Lungenfunktionsgerät können alle wichtigen Lungenfunktionswerte bestimmt und gespeichert werden. Der Arzt kann erkennen, welche Atemwege besonders eng sind.

abhängige (»dynamische«) Wert wird als Einsekundenkapazität (forciertes exspiratorisches Volumen in der 1. Sekunde, abgekürzt FEV1) bezeichnet. Sie ist bei verengten Atemwegen gewöhnlich reduziert. Die FEV1 kann in Relation zu der Vitalkapazität in Prozent berechnet werden und wird dann relative FEV1 (FEV1 %) genannt. Beim Gesunden beträgt diese relative FEV1 ca. 80 Prozent. Beim Asthma finden sich in der Regel normale Vitalkapazitäten, jedoch sind die FEV1- und die relativen FEV1-Werte erniedrigt.

Bei Kindern konnte gezeigt werden, dass der Asthmaschweregrad – gekennzeichnet durch die Häufigkeit der Symptome sowie der notwendigen Medikamente

– nur mit dem FEV1 %, jedoch nicht mit dem FEV1 korreliert. Mit einem technisch aufwändigeren Gerät, z. B. dem Microloop der Firma Carefusion, können durch elektronische Messtechnik zusätzlich die Strömungsgeschwindigkeiten zu jedem beliebigen Zeitpunkt während des Ein- und Ausatmens gemessen werden. Die Analyse der dabei aufgezeichneten Fluss-Volumen-Kurve (Seite 41) erlaubt Aussagen darüber, wo die Atemwege verengt sind. Aus der Fluss-Volumen-Kurve lässt sich auch der Peak Flow ermitteln. Dies ist die maximale Strömungsgeschwindigkeit, die während eines mit größter Anstrengung durchgeführten Ausatemmanövers erreicht werden kann (siehe Peak-Flow-Meter, Seite 93).

Body-Plethysmografie (»Body«)

Sie ist die beste und genaueste Methode zur Bestimmung von Lungenfunktionswerten, wobei der Patient dabei in einer geschlossenen Messkammer aus Glas

▼ Bei der Untersuchung im Body-Plethysmografen wird Ihre Nase mit einer Klemme verschlossen, und Sie atmen durch ein Mundstück ein und aus.

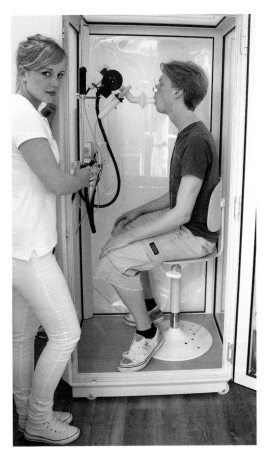

sitzt. Die Body-Plethysmografie wird in Lungenfacharztpraxen oder in lungenärztlich ausgerichteten Krankenhäusern durchgeführt. Mit ihrer Hilfe lassen sich sehr exakt zusätzliche Atmungsgrößen feststellen, z. B. der Atemwegswiderstand, das gesamte im Brustkorb befindliche Volumen (intrathorakales Gasvolumen) und das Volumen der nach maximaler Ausatmung in der Lunge verbleibenden Luft (Restvolumen). Auch sehr differenzierte Aussagen zum Ausmaß der Atemwegsverengung sind möglich.

Bronchospasmolysetest

Mit dieser Untersuchung wird geprüft, wie gut sich Ihr Asthma medikamentös beeinflussen lässt. Man spricht von einer positiven Bronchospasmolyse, wenn sich die Lungenfunktionswerte (s. o.) nach Inhalation eines bronchialerweiternden Medikaments um mindestens 20 Prozent bessern. Diese Information ist für Ihren Arzt und für Sie sehr wichtig. Beide sollten wissen, welche Medikamente bei Ihnen am besten wirken. Zunächst wird ein Lungenfunktionstest in Ruhe durchgeführt. Nach Inhalation des bronchialerweiternden Medikaments wird die Messung ca. 15 oder 30 Minuten später wiederholt.

Oft kommt es schon wenige Tage nach Einnahme eines inhalativen Corticoides (Seite 71) zu einer Verbesserung in diesem Test, weil die antientzündliche Medikation bewirkt, dass sich die für die Bronchialerweiterung verantwortlichen Beta-2-Rezeptoren vermehren bzw. besser ansprechen lassen. Gleichzeitig schwillt die Bronchialschleimhaut ab und die Überempfindlichkeit wird vermindert.

Inhalativer Provokationstest

Zur Messung der bronchialen Überempfindlichkeit (Hyperreagibilität) lässt der Arzt Sie eine Substanz einatmen, die bei überempfindlichen Atemwegen zu einer Verengung führt. Dieses Verfahren nennt man inhalativen Provokationstest. Dazu wird eine die Atemwege reizende Substanz (z. B. Histamin) in verschiedenen Konzentrationsstufen über ein Inhaliergerät vernebelt und gleichzeitig vom Patienten eingeatmet. Nun wird gemessen, wie stark sich die o. g. Lungenfunktionswerte einschließlich Flussgeschwindigkeiten (Flow) bei maximaler Ausatmung und die Atemwegswiderstände ändern. Selbstverständlich darf dieser Test nicht durchgeführt werden, wenn die Atemwege von vornherein verengt sind.

Eine weitere Möglichkeit, die bronchiale Überempfindlichkeit zu messen, ist die inhalative Provokation mit Kaltluft. Ein Patient ohne bronchiale Überempfindlichkeit zeigt – im Gegensatz zum Asthmatiker – beim Provokationstest keinerlei Verschlechterung der Lungenfunktion.

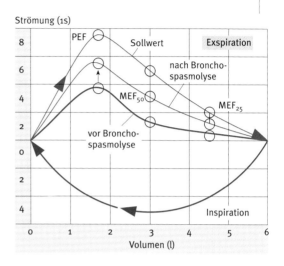

▲ Fluss-Volumen-Kurve beim Asthmatiker (untere Kurve), nach Bronchospasmolyse (mittlere Kurve) und der Sollwert beim Gesunden (obere Kurve).

Tests zur Feststellung von Anstrengungsasthma

Die körperliche Belastung wird erreicht, indem Sie auf einem Laufband laufen oder Fahrrad fahren. Die dafür verwendeten Geräte werden Ergometer genannt. Sie erlauben die Belastung in verschiedenen Leistungsstufen (Watt) über eine festgelegte Zeit. Die Lungenfunktion wird vorher, direkt im Anschluss und zehn Minuten nach der Belastung gemessen. Kriterium für ein anstrengungsinduzierbares Asthma ist ein Abfall der Einsekunden-Kapazität (FEV1) von ≥ 10 %.

41

Wichtige Lungenfunktionswerte bei Asthma (Sollwerte)

Lungenfunktionspa-rameter	Normalwerte Frau		Normalwerte Mann	
	50 kg/165 cm 20 Jahre	60 kg/165 cm 60 Jahre	70 kg/180 cm 20 Jahre	80 kg/180 cm 60 Jahre
Vitalkapazität (VC) in Litern Luft	3,7	2,8	5,4	4,4
FEV1 (l)	3,3	2,4	4,5	3,5
FEV1 %	84	77	82	76
Peak Flow (PEF, l/s)	7,2	6,1	10	8,6
Atemwegswider-stand (RAW)	0,3	0,3	0,3	0,3

Bei Asthma bleibt die Vitalkapazität (VC) normal. FEV1, FEV1 % und PEF vermindern sich. Der Atemwegswiderstand RAW erhöht sich. Die Messung des RAW ist am empfindlichsten. Sie ist – im Gegensatz zu den anderen Bestimmungen – weitgehend unabhängig von der Mitarbeit des Patienten.

NO-Messung in der Ausatemluft (FENO)

Die Bestimmung der Konzentration von Stickoxiden in der Ausatemluft (FENO = engl. Fraction Exspiratory Nitric Oxide) ermöglicht das Ausmaß der asthmatischen Entzündung in den Atemwegen zu erkennen. Der Stickoxidgehalt (NO) steigt mit zunehmender Entzündung an und ist daher bei unbehandelten Asthmatikern höher als bei Gesunden. Bei einer erfolgreichen Therapie des Asthmas mit inhalativem Cortison sinkt der Wert. Diese Methode ist nach neueren Erkenntnissen noch besser geeignet als die Lungenfunktion, um die antientzündliche Asthmatherapie erfolgreich zu steuern und somit drohende Asthmaanfälle zu vermeiden. Es konnte festgestellt werden, dass bei Verwendung dieser Technik Medikamente frühzeitiger reduziert bzw. eingespart werden können.

Schwergradige Verlaufsformen sind gekennzeichnet durch hohe FENO-Werte (> 35 ppb). Sie können mithilfe dieser Methode frühzeitiger erkannt werden. Für die Praxis ist ein Gerät (NIOX, siehe Abb.) zur Messung des NO-Wertes verfügbar. Da kleinere Kinder häufig bei der Lungenfunktion unzureichend mitarbeiten, sind FENO-Messungen bei dieser Patientengruppe besonders sinnvoll. Das Gleiche gilt insbesondere für das schwer kontrollierbare Asthma, zumal das Gerät einfach zu bedienen und der Test innerhalb von Minuten durchführbar ist.

FENO-Interpretation:

Gemäß der neuen Leitlinien der American Thoracic Society (ATS) 2011 sprechen erhöhte Stickoxidwerte in der Ausatemluft, also erhöhte FENO-Werte, für

= eine eosinophile Entzündung der Atemwege,
= eine Steroidsensitivität = Ansprechbarkeit auf Cortison.

Folgende Messwerte geben eine Einschätzung der Wahrscheinlichkeit einer Entzündung:

= FENO < 25 ppb (Kinder: < 20 ppb)
  = unwahrscheinlich
= FENO > 50 ppb (Kinder: > 35 ppb)
  = sehr wahrscheinlich
= FENO 25–50 ppb (Kinder 20–35 ppb)
  = unklar
= FENO Anstieg > 20 % bei FENO > 50 ppb
  = signifikant

Bei Rauchern sind die FENO-Werte oft erniedrigt, bei Patienten mit Infekten und Allergien häufig erhöht. Dies sollte bei der Beurteilung der Messung berücksichtigt

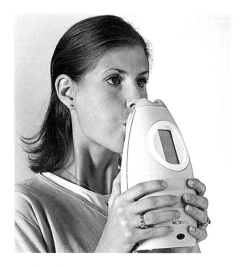

▲ Niox Mino Gerät zur FENO-Messung. Besonders geeignet für Kinder ab 6 Jahre zur Beurteilung der bronchialen Entzündung bzw. Krankheitsaktivität.

werden. Es wird von der ATS empfohlen, die FENO-Messung in alle klinischen Studien aufzunehmen, um den diagnostischen Wert noch besser abschätzen zu können.

Biomarker zur Erkennung von Asthma

Bei chronischen Erkrankungen gewinnen Biomarker immer mehr an Bedeutung. Es handelt sich dabei um Laborparameter, welche die Diagnosestellung und Therapieentscheidung erleichtern. Die bereits bekannte Bestimmung der Rheumafaktoren im Blut gilt als ein solcher diagnostischer Biomarker für die rheumatoide Arthritis. So wurden entsprechende

Biomarker auch für die Entzündungsvorgänge bei Asthma inzwischen nachgewiesen. Eiweiße wie α2-Makroglobulin, Haptoglobin, Ceruloplasmin und Haemopexin scheinen bei der Entstehung dieser Erkrankung eine Rolle zu spielen. Ihre Bestimmung wird zukünftig möglicherweise eine frühzeitigere Diagnosestellung ermöglichen.

43

Frühsystem: Peak-Flow-Messung

Eine vollständige große Lungenfunktionsuntersuchung wird gewöhnlich nur in der Praxis eines Lungenfacharztes oder in der Klinik durchgeführt. Ein für Asthma relativ aussagekräftiger Lungenfunktionswert ist der sogenannte Spitzenfluss (engl.: Peak Flow). Darunter versteht man die maximale Geschwindigkeit, mit der Sie Luft ausatmen können.

Diese einzelne Messung lässt sich – zumindest orientierend – auch mit einem einfachen Lungenfunktionsgerät selbst zu Hause vornehmen. Das entsprechende Messgerät heißt Peak-Flow-Meter. Patienten mit instabilem Asthma müssen mehrmals am Tag ihren Peak Flow messen und ihn in ein Tagebuch eintragen, das sowohl dem Arzt als auch dem Patienten zur Kontrolle dient. Je nach gemessenen Werten muss die Asthmatherapie angepasst werden (Seite 89).

Die Messung mit dem Peak-Flow-Meter ist ein ideales Mittel zur Eigenkontrolle der Erkrankung. Das Peak-Flow-Meter erlaubt uns eine objektive Beurteilung unserer Atemwege. Es ist ein »Frühwarnsystem für Asthma«. Je enger die Bronchien sind, desto niedriger sind die gemessenen Peak-Flow-Werte. Dabei ist darauf zu achten, dass durch die eigenen Finger die Öffnungen des Geräts nicht verschlossen oder die Messzeiger behindert werden. Es muss grundsätzlich mit maximaler Kraft ausgeatmet werden. Hustenstöße führen ebenso wie schwaches Ausatmen zu fehlerhaften Befunden. Grundsätzlich sollten Sie drei Messungen hintereinander durchführen und den jeweils höchsten Wert in das Asthma-Tagebuch eintragen. Die korrekte Anwendung des Peak-Flow-Meters wird Ihnen von Ihrem Arzt sowie in der von den Krankenkassen geförderten Asthma-Schulung (DMP) gezeigt.

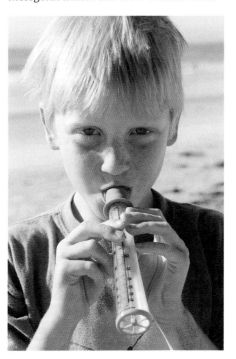

◀ Die Messung mit dem Peak-Flow-Meter ist einfach erlernbar und auch von Kindern leicht durchführbar.

Allergien – auf der Suche nach den Auslösern

Zur Feststellung einer Allergie wird Ihr Arzt Sie zunächst ausführlich befragen. Schildern Sie ihm ganz genau, unter welchen Bedingungen Ihre Beschwerden auftreten. Bei Verdacht auf eine allergische Erkrankung muss diese über Hauttest und/oder Bluttest bestätigt werden. Nicht immer werden die verantwortlichen Auslöser gefunden.

Wenn nicht klar ist, ob die auf der Haut positiv getesteten Substanzen allergische Beschwerden der Atemwege auslösen, lässt der Arzt Sie diese inhalieren. Anhand der Messung der Lungenfunktion vor und nach der Reizung durch Einatmen der betreffenden Substanz (Seite 47) kann allergisches Asthma endgültig nachgewiesen werden. Die erhobenen Befunde werden wie Mosaiksteine zusammengesetzt und erst dann ist eine Beurteilung möglich, wie hochgradig die Allergie ist und welche Bedeutung sie für das Asthma hat.

Die vier Schritte zur Allergiediagnose

Die vier Schritte der Allergiediagnose sind:
- die Befragung (Anamnese),
- der Hauttest,
- die Blutuntersuchung und
- der Reiztest (Provokationstest der Nasenschleimhaut oder Bronchien).

Allergieanamnese

Die genaue Schilderung allergischer Beschwerden ist wichtiger Bestandteil der Diagnosestellung. Die Allergieanamnese durch Ihren Arzt kann vertieft werden, wenn Sie vorher einen entsprechenden Allergiefragebogen ausgefüllt haben. Auf diese Weise können Sie in Ruhe den Charakter Ihrer allergischen Symptome darstellen. So helfen Sie selbst mit, die Ursache Ihrer Allergie herauszufinden. Denken Sie darüber nach, wo und wann die allergischen Beschwerden auftraten.

Hauttest (Prick-Test)

Beim Hauttest wird meist auf der Innenseite des Unterarms eine ganze Reihe typischer Allergene aufgetragen. Im

WISSEN

Typische Hinweise auf allergisches Asthma

Pollen:
Asthma verstärkt im Freien, während der Pollenflugzeit.

Hausstaubmilben:
Beschwerden verstärkt innerhalb geschlossener Räume, insbesondere im Bett und während der Heizperiode. Besserung in den Bergen (oberhalb 1 500 m).

Tierhaare und -epithelien:
Asthma verstärkt bei Kontakt mit Tieren. Sofern Haustiere vorhanden, kommt es außerhalb des Hauses, etwa auf Reisen, zu einer Besserung.

Schimmelpilze:
Beschwerden in feuchten, von Schimmelpilzen befallenen Räumen oder in der Nähe von Komposthaufen.

Anschluss wird die Haut mit einer kleinen Metallspitze oder Nadel geritzt bzw. eingestochen. Dieser Test wird nach dem englischen Wort »prick« (stechen) als Prick-Test bezeichnet.

Liegt eine Allergie vor, kommt es zu einer Rötung und Schwellung der Haut (Quaddelbildung). Je nach Stärke der Quaddeln spricht man von einer negativen (–) oder leicht (+), mittelgradig (++) bzw. stark positiven (+++) allergischen Reaktion der Haut. Zum Vergleich wird die Reaktion der Haut auf Kochsalz, normalerweise negativ (–), und Histamin (+++) herangezogen. Wenn die Reaktion auf das Allergen mindestens so ausgeprägt ist wie die auf Histamin, bezeichnet der Arzt dies als signifikant positive Reaktion (+++). In diesem Fall ist davon auszugehen, dass eine Allergie auf die getestete Substanz vorliegt. Bei einer positiven Reaktion auf Kochsalz liegt eine Überempfindlichkeit der Haut vor, sodass die Reaktionen auf die getesteten Substanzen nicht sicher zu bewerten sind. Dies

ist beispielsweise häufiger bei Neurodermitis der Fall, die mit einer starken (nicht allergischen) Hautempfindlichkeit einhergeht. Sofern die im Prick-Test hervorgerufene Rötung und Quaddeln der Haut die Folge einer allgemeinen Überempfindlichkeit ist, spricht der Arzt von einer »falsch positiven Reaktion« auf das Allergen.

Bei den inhalativen Allergenen, also denjenigen allergisierenden Substanzen, die gewöhnlich über die Luft eingeatmet werden, reagiert die Haut im Prick-Test oft ähnlich wie die Schleimhaut von Nase und Bronchien. Ein positiver Hauttest ist somit ein wichtiger Hinweis auf eine mögliche allergische Reaktion der Nase und Atemwege, insbesondere wenn sich auch aus der Schilderung der Beschwerden entsprechende Hinweise ergeben.

Die Allergiediagnostik an der Haut (kutaner Allergietest) führt nicht immer zu einem richtigen Ergebnis. Anders formuliert: Es gibt positive Hautreaktionen, die nicht durch eine Allergie, sondern durch eine verstärkte (nicht allergische) Hautempfindlichkeit entstehen. Umgekehrt ist der Hauttest manchmal negativ, lässt also keine Reaktion auf das Allergen erkennen, obwohl Sie auf diesen Stoff an den Schleimhäuten der Atemwege allergisch reagieren. Auch Medikamente können das Ergebnis eines Hauttests verfälschen. Dazu gehören unter anderem Antihistaminika und Cortisontabletten. Diese müssen nach Rücksprache mit Ihrem Arzt vor der Testung abgesetzt werden.

Der RAST-Test weist Antikörper nach

Bei nicht eindeutigem Hauttest oder Nichtübereinstimmung zwischen Hauttest und Beschwerden sollte ein Radio-Allergo-Sorbent-Test (RAST) durchgeführt werden. Hierfür muss eine geringe Menge Blut abgenommen werden. Der RAST-Test erlaubt die Bestimmung der im Blut vorhandenen Antikörper gegen einzelne Allergene wie z.B. Gräserpollen oder Hausstaubmilben. Diese Antikörper sind Eiweiße (Proteine), die aufgrund ihrer Zusammensetzung als Immunglobulin E bezeichnet werden. Für jedes einzelne »spezifische« Allergen wie Gräserpollen, Hausstaubmilben oder Schimmelpilze gibt es einen einzelnen »spezifischen« Antikörper, der daher als spezifisches IgE (spez. Immunglobulin E) bezeichnet wird. Dieser Antikörper wird von Blutzellen infolge der Sensibilisierung (Seite 19) gebildet. In Abhängigkeit der Antikörper-

menge im Blut erfolgt eine Klassifizierung in die RAST-Klassen 0 (keine Allergie) bis 6 (sehr starke Allergie).

Der Vorteil der RAST-Untersuchung ist die Unabhängigkeit von der Hautempfindlichkeit, die etwa bei Neurodermitikern zu falschen Befunden führen kann. Nachteile sind die relativ hohen Kosten und die Dauer der Analyse.

Inhalative und nasale Provokation

Bei allergischen Patienten sollte ein Reiztest der Atemwege oder der Nasenschleimhaut mit den betreffenden allergisierenden Substanzen erfolgen (inhalative oder nasale Provokation), wenn aus der Vorgeschichte und den Untersuchungsbefunden nicht eindeutig zu erkennen ist, ob die Asthmabeschwerden durch eine Allergie ausgelöst werden.

Für diese inhalative Provokation verwendet Ihr Arzt Allergenextrakte, z.B. von Pollen oder Hausstaubmilben, die über ein Inhalationsgerät als feiner Nebel eingeatmet werden. Mithilfe des Lungenfunktionstests wird anschließend beobachtet, inwieweit die Atemwege sich während und im Anschluss an die Inhalation verengen. Da dies auch noch Stunden nach der Reizung geschehen kann, wird Ihr Arzt Ihre Lungenfunktion mindestens zweimal messen. So lässt sich die Sofortreaktion ca. 5–30 Minuten und die verzögerte Reaktion ca. sechs Stunden später bestimmen.

Erkrankungen, die Asthma vortäuschen können

Die Diagnose Asthma lässt sich durch den Charakter der anfallsartigen Luftnot und der dabei auftretenden pfeifenden Atemgeräusche meist ohne Probleme stellen. Dennoch muss Ihr Arzt auch andere Erkrankungen in Betracht ziehen, die asthmaähnliche Beschwerden verursachen können. Die infrage kommenden Diagnosen werden Differenzialdiagnosen genannt.

Krupp-Husten: Bei Kindern und Jugendlichen ist insbesondere eine Infektion der Atemwege auszuschließen, die – wie etwa bei Krupp-Husten – mit anfallsartig auftretender Atemnot einhergehen kann. Bei dieser Erkrankung treten die Beschwerden ebenfalls vorwiegend nachts auf. Krupp-Husten hat im Gegensatz zum Asthma meist einen bellenden Charakter und ist oft mit Heiserkeit verbunden.

Fremdkörperaspiration: Bei Kindern muss darüber hinaus an die Möglichkeit einer Fremdkörperaspiration gedacht werden. Gelangt ein verschluckter Fremdkörper in die Luftröhre oder in die Bronchien, kann die dadurch bedingte Reizung und Verengung zu erheblichem Reizhusten und erschwerter Atmung führen.

Fehlfunktion der Stimmbänder: Manchmal können eine Fehlfunktion der Stimmbänder (Vocal Cord Dysfunktion, VCD) oder Erkrankungen des Kehlkopfs Asthma vortäuschen. Bei der VCD löst eine plötzliche Schlussbewegung der Stimmbänder Atemnot aus. Die VCD kann leicht mit

einem Asthma verwechselt werden. Oft wird die Diagnose erst gestellt, nachdem zahlreiche Asthmamedikamente sich als unwirksam erwiesen haben. Neben einer Reihe von organischen Gründen (z. B. Reflux von Magensäure, Störung der Nerven, die den Kehlkopf versorgen, Überempfindlichkeit der Kehlkopfregion) ist häufig

WISSEN

Asthmaähnliche Erkrankungen

- Krupp-Husten
- Verschluckter Fremdkörper (Fremdkörperaspiration)
- Aspiration von Magensäure bei Refluxkrankheit der Speiseröhre
- Stimmbanderkrankung
- Stimmbandfehlfunktion (VCD)
- Kehlkopferkrankung
- Luftröhrenverengung
- Chronische Bronchitis
- Lungenbläschenentzündung (Alveolitis)
- Herzschwäche (Asthma cardiale)

auch eine psychovegetative Komponente feststellbar. Die Diagnose wird anhand typischer Lungenfunktionskurven insbesondere auch nach Provokation sowie durch eine Spiegelung des Kehlkopfbereichs gestellt. Die VCD tritt gehäuft bei Nasennebenhöhleninfekten auf.

Verengung der Luftröhre: Auch eine Verengung der Luftröhre, z. B. durch eine Vergrößerung der Schilddrüse (Struma), durch umgebende Lymphknoten oder Veränderungen der Luftröhrenschleimhaut (z. B. Tumoren) kann asthmaähnliche Beschwerden auslösen.

Alveolitis: Schwierig kann die Abgrenzung gegenüber bestimmten Formen entzündlicher Erkrankungen der Lungenbläschen oder Alveolen (Alveolitis) sein.

Herzasthma: Bei Herzasthma (Asthma cardiale) werden Luftnot und pfeifende Atemgeräusche durch eine Erkrankung des Herzens hervorgerufen. Die Ursache ist eine vermehrte Stauung von Blut in den Lungen. Dabei kann beispielsweise ein Herzklappenfehler oder eine verminderte Pumpfunktion des Herzmuskels vorliegen.

Chronisch obstruktive Bronchitis (COPD)

Im Erwachsenenalter ist darüber hinaus die chronisch obstruktive Bronchitis (COPD) zu unterscheiden, die ebenfalls mit einer Verengung der Atemwege einhergeht. Sie entsteht gewöhnlich aus einer chronischen Bronchitis und tritt besonders häufig bei Rauchern auf. Die Verengung der Atemwege ist hier meist schlechter zu behandeln als bei Asthma. Typisch ist dabei, dass die Verengung der Atemwege nicht vollständig verschwindet. Das aus dem Lateinischen abgeleitete Wort Obstruktion bedeutet Verengung; da dieser Vorgang chronisch abläuft wird die Erkrankung im englischen Sprachraum als Chronic Obstructive Pulmonary Disease (COPD) bezeichnet. Dieser Terminus wurde in Deutschland übernommen. In der Bronchialschleimhaut eines Patien-

ten mit COPD finden sich bei mikroskopischer Betrachtung in der Mehrzahl andere Typen von Entzündungszellen (sog. Neutrophile) als beim Asthma. Dies erklärt auch, warum der Verlauf und die medikamentöse Ansprechbarkeit der beiden Erkrankungen unterschiedlich sind.

Bei der COPD ist die für das Asthma typische bronchiale Überempfindlichkeit meist nicht oder nur in geringem Maße nachweisbar. Die Gabe eines bronchialerweiternden Asthmasprays führt niemals zu einer vollständigen Normalisierung der Lungenfunktion. Die COPD tritt meist erst im 5. bis 7. Lebensjahrzehnt auf, während Asthma häufig schon in der Kindheit oder den Jugendjahren beginnt.

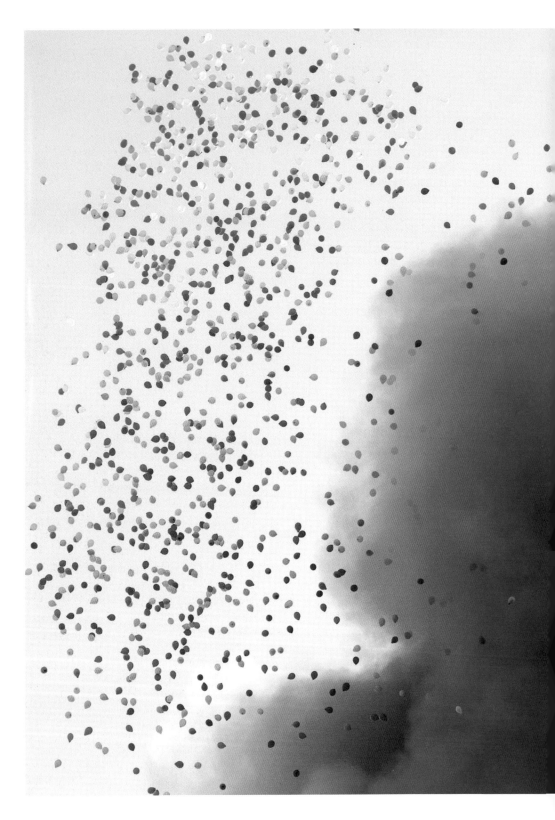

Wie Asthma entsteht

Es gibt zahlreiche Auslöser für Asthmabeschwerden. Leider können im Laufe der Erkrankung bei Ihnen auch neue hinzukommen. Deswegen ist es besonders wichtig, sowohl alle typischen als auch Ihre persönlichen Auslöser zu kennen. Nur dann können Sie diese gezielt meiden.

Allergisches und nicht allergisches Asthma

Obgleich die Ursachen für die Entstehung von Asthma nicht vollständig geklärt sind, besteht Einigkeit darüber, dass die Entzündungsreaktion der Atemwege auf verschiedene allergische und nicht allergische Reize im Mittelpunkt der Veränderungen steht. Dieser Vorgang ist äußerst kompliziert.

Viele unterschiedliche Entzündungszellen sowie von ihnen freigesetzte Botenstoffe (Mediatoren) und an den Nervenendigungen gebildete Botenstoffe (Neurotransmitter) sind an diesem Prozess beteiligt. Mediatoren werden auch aus der teilweise zerstörten obersten Zellschicht der Bronchialschleimhaut, dem Epithel, freigesetzt. Grundsätzlich unterscheidet man beim Asthma nicht allergische und allergische Formen.

wichtig

Eine Allergie ist der wichtigste einzelne Risikofaktor für die Entwicklung von Asthma. Circa 75 Prozent aller Asthmatiker weisen eine Allergie auf.

Dabei gibt es zwei Phasen der asthmatischen Reaktion: die Sofortreaktion innerhalb von 15 Minuten und die Spätreaktion, die ca. vier bis sechs Stunden später einsetzt und über Tage anhalten kann.

Allergisches Asthma ist am häufigsten

Dem allergischen oder exogenen Asthma liegt eine Allergie zugrunde. Es beginnt meist in der Kindheit und wird von Allergien anderer Organsysteme, sog. Atopien, begleitet. Dazu gehören Heuschnupfen, die Hauterkrankung Neurodermitis (bei Säuglingen in Form von Milchschorf) und Nahrungsmittelallergien. Typische allergische Auslöser für Asthma sind:
- Pollen
- Hausstaubmilben

- Tierhaare und -epithelien
- Schimmelpilzsporen
- Berufsallergene (z.B. Mehlstaub bei Bäckern)
- Latex
- Nahrungsmittel

Eine Allergie kann praktisch an allen Organen und Regionen des Körpers auftreten. Haut und Schleimhäute sind die Grenzflächen, hier spielt sich die Auseinanderset-

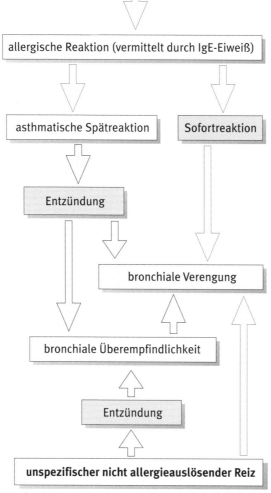

▲ Die Entstehungsmechanismen von Asthma

zung des Organismus mit seiner Umwelt unmittelbar ab. Besonders häufig sind daher Haut und Schleimhäute der Bronchien, Nase, Augen und des Darmes betroffen.

Die Allergie führt zu sehr unterschiedlichen Krankheitsbildern. Im Kindesalter überwiegen Neurodermitis und Nahrungsmittelallergien, im Jugend- bzw. Erwachsenenalter allergischer Schnupfen bzw. allergische Rhinitis sowie allergisches Asthma.

Allergische Erkrankungen treten häufig kombiniert auf. So leiden circa 30–50 Prozent der Patienten mit allergischem Asthma zusätzlich an einem allergischen Schnupfen. Bestimmte Infektionen im frühen Kindesalter und verminderter Kontakt mit allergieauslösenden Substanzen schützen offenbar vor der Entwicklung einer Allergie.

Was passiert bei einer Allergie?

Bei der Allergie handelt es sich um eine Fehlregulation des Immunsystems, die durch eine unerwünschte, überschießende Abwehrreaktion auf bestimmte, normalerweise harmlose Umweltstoffe (Allergene) gekennzeichnet ist.

Bei Kontakt mit einem Allergen kommt es als Sofortreaktion innerhalb von Minuten zu einer Verkrampfung der Bronchialmuskulatur und einer Schwellung der Schleimhaut. Als Spätreaktion kommt es innerhalb mehrerer Stunden oder Tage zu einer Entzündung der Bronchialschleim-

haut, die mit einer länger andauernden Verengung der Atemwege einhergeht (Abb. Seite 28).

Häufigkeit von allergischen Erkrankungen in Mitteleuropa

- Etwa 15 Prozent sind von einer allergischen Entzündung der Nasenschleimhaut und Augenbindehaut (Rhinitis und Konjunktivitis) betroffen,
- etwa zehn Prozent leiden an Milchschorf oder allergischen Hautekzemen (Neurodermitis),
- etwa fünf bis zehn Prozent haben allergisches Asthma und
- etwa zwei Prozent müssen mit Nahrungsmittelallergien leben.

WISSEN

Pollen lösen am häufigsten Allergien aus

Was sind die häufigsten Auslöser für eine Allergie? Hierzu ließ die DAK in einer repräsentativen Forsa-Umfrage 1000 Allergiker befragen, Mehrfachnennungen waren möglich:

- 49 % Blütenpollen
- 19 % Hausstaubmilben
- 17 % Nahrungsmittel
- 17 % Chemikalien
- 16 % Tierhaare
- 16 % Medikamente
- 13 % Nickel
- 6 % Schimmelpilz
- 2 % Latex

Allergische Reaktionen an verschiedenen Organen

Organe	Beschwerden
Atemwege	Husten, Atemnot, Asthma
Haut	Schwellungen, Quaddelbildung, Ekzeme, Neurodermitis
Magen/Darm	Durchfall, Übelkeit, Reizdarm
Nase	Fließschnupfen, verstopfte Nase
Blutgefäße	Entzündung, Kreislaufschock
Blut	Zerstörung von Blutzellen oder Blutplättchen
Augen	Lidödeme, Augenjucken, Bindehautentzündung
Nervensystem	Fieber, Entzündung, Schmerz
Gelenke	Schwellung, Entzündung
Nieren und ableitende Harnwege	Nierenentzündung, Ödembildung, Reizblase

Nicht allergisches Asthma

Beim nicht allergischen Asthma oder endogenen Asthma ist eine allergische Ursache nicht erkennbar. Es entsteht gewöhnlich nach einem Virusinfekt der Atemwege. Kalte Luft, körperliche Belastung oder Luftschadstoffe wie Stickoxide und Ozon können Asthmabeschwerden auslösen oder verstärken.

Industrieabgase, Zigarettenrauch und Dämpfe (z. B. beim Kochen) fördern die Entzündung der Bronchialschleimhaut und sind geeignet, Asthmaanfälle hervorzurufen. Zahlreiche wissenschaftliche Untersuchungen belegen, dass jede Form der Belastung durch Zigarettenrauch die Wirksamkeit einer medikamentösen antientzündlichen Asthmabehandlung schwächt.

Patienten mit Asthma sollten daher grundsätzlich weder aktiv noch passiv rauchen und verrauchte Räume meiden! Weitere Atmungsreizstoffe sind z. B. Ofenrauch, Haarspray, Farb- oder Parfumdämpfe.

Infektasthma

Infektasthma entsteht durch Viren oder gelegentlich auch bakterielle Infekte der Atemwege (Bronchitis), der Lunge (Lungenentzündung) sowie der Nasennebenhöhlen (Sinusitis).

Geruchs- und Geschmacksverlust, Schnupfen, ein morgendliches Kratzen im Hals oder eine Schleimstraße an der

Rachenhinterwand sind Anzeichen einer Nasenschleimhaut- oder Nasennebenhöhlenentzündung. Oft werden morgens ein Druckgefühl und/oder Schmerzen im Bereich der Nebenhöhlen an Stirn und Kiefer wahrgenommen.

Eine verengte Nase, z.B. durch Schwellung der Nasenmuscheln, durch Schleimhautpolypen oder durch eine Verschiebung der Nasenscheidewand, verschlechtert Ihre Nasenatmung und begünstigt Infekte der Nasennebenhöhlen. Auch starkes Schnarchen mit anschließender Tagesmüdigkeit kann auf eine verengte Nase hinweisen.

In der Praxis sehen wir relativ häufig, dass Patienten mit einer eitrigen Nasennebenhöhlenentzündung auch eine eitrige Bronchitis entwickeln. Dieser »Etagenwechsel« der Infektion wird als sinubronchiales Syndrom (sinus = lat. Nebenhöhlen) bezeichnet. Die Infektion der Atemwege verstärkt die asthmatypische Entzündungsreaktion und die bronchiale

> ## WISSEN
>
> ### Nicht allergische Auslöser für Asthma
>
> - Bronchialinfekte durch Viren oder Bakterien
> - Wettereinflüsse (z.B. kalte Luft, Ozon)
> - Tabakrauch, Autoabgase
> - Anstrengung
> - Farben, Lacke, Haarspray, ätherische Öle
> - Psychische Belastung

Überempfindlichkeit. Sie kann auch direkt Asthma entstehen lassen.

Irritatives Asthma

Man spricht von irritativem Asthma, wenn chemische oder physikalische Reize die Auslöser sind. Zu den klassischen chemischen Reizen gehören Zigarettenrauch, Straßenstaub, Kohlenstaub, Aluminiumpulver, Auspuffgase (Stickoxide), Ozon, Farbgerüche und viele andere mehr. Zu den physikalischen Reizen zählen u. a. Küchendünste sowie Nebel, sowohl kalte als auch feuchte Luft, Fönluft und trockene Heizungsluft.

Anstrengungsasthma

Sportler sind häufig von Anstrengungsasthma betroffen. Die Behandlung ist aber so einfach, dass die meisten von ihnen in ihrer körperlichen Leistungsfähigkeit nicht eingeschränkt sind.

Die Auslösung von asthmatischem Reizhusten, Atemnot oder einem Asthmaanfall durch körperliche Anstrengung lässt sich durch eine physikalische Reizung der Atemwege erklären: Das vermehrte Einatmen z. B. von kalter Luft beim Joggen verursacht Temperatur- und Feuchtigkeitsveränderungen in der Bronchialschleimhaut. Die Folge ist eine Verengung der überempfindlichen Atemwege. Das Anstrengungsasthma kommt besonders häufig bei Kindern vor. Die Atembeschwerden setzen schon während der

Belastung ein, oder treten erst zwei bis zehn Minuten nach Ende der Belastung auf.

Asthmaverstärkung durch psychische Faktoren

Es ist nicht gesichert, ob psychische Veränderungen oder Einflüsse wie Stress, Anspannung und Aufregung die Ursache einer Asthmaerkrankung sein können. Kein Zweifel besteht jedoch, dass psychovegetative Faktoren (z. B. Angst, Depressionen, Ärger und Konflikte) bereits bestehendes Asthma unter Umständen verschlimmern. Bei Asthmatikern mit überempfindlichen Atemwegen können durch extreme Stressmomente sogar Asthmaanfälle ausgelöst werden. Schweres, unzureichend behandeltes Asthma wird seinerseits zur Belastung für die Psyche.

Gemischtförmiges Asthma

Asthmabeschwerden entstehen häufig kombiniert sowohl durch allergische als auch nicht allergische Reize. So hat z. B. ein Patient mit Hausstaubmilbenasthma nicht selten auch Beschwerden nach der Inhalation von kalter Luft oder bei In-

WISSEN

Unterschiede zwischen allergischem und nicht allergischem Asthma

Das allergische Asthma beginnt meist in der Kindheit oder in der frühen Jugend, während das nicht allergische Asthma typischerweise erstmals im Erwachsenenalter auftritt. Bei Letzterem ist die bronchiale Überempfindlichkeit meist stärker ausgeprägt als bei allergischem Asthma. Die Patienten mit nicht allergischem Asthma leiden häufiger an Nasenpolypen und sind in der Regel mit den üblichen Asthmamedikamenten schwieriger einzustellen.

fekten. Die kombinierte Form von Asthma wird als gemischtförmiges Asthma bronchiale (mixed Asthma bronchiale) bezeichnet.

Bei rund 70 Prozent der Asthmatiker handelt es sich um gemischtförmiges Asthma. Bei 15 Prozent ist das Asthma rein allergisch bedingt. Bei den restlichen 15 Prozent wird es durch unspezifische Reize, Infekte oder andere Auslöser bedingt.

Weitere Asthmaformen und -auslöser

Die im Folgenden genannten Asthmaformen lassen sich nicht immer eindeutig den oben beschriebenen Gruppierungen zuordnen. Eine einzige Substanz, z.B. das Berufsallergen Isocyanat, kann dabei sowohl allergische als auch nicht allergische Reaktionen hervorrufen.

Medikamentös induziertes Asthma

Medikamente können bei entsprechend veranlagten Personen Asthmabeschwerden auslösen, die einen nicht allergischen, einen pseudoallergischen oder einen allergischen Ursprung haben.

Nicht allergisches Asthma: Nicht allergisches Asthma kann beispielsweise nach der Einnahme von Betablockern auftreten, die zur Behandlung von Bluthochdruck, in Tropfenform auch gegen den grünen Star eingesetzt werden. Auch Tamoxifen und Morphin können solche Reaktionen auslösen. Sollten bei einer bekannten Unverträglichkeit von Betablockern diese irrtümlicherweise eingenommen worden sein, ist eine Therapie mit hoch dosiertem Ipratropiumbromid (Präparat Atrovent®) am wirksamsten.

Pseudoallergisches Asthma: Pseudoallergisches Asthma tritt typischerweise nach Einnahme von Schmerz- bzw. Rheumamitteln wie Acetylsalicylsäure, Diclofenac oder Ibuprofen (sogenannte NSAR = nicht steroidale Antirheumatika), seltener

nach Novaminsulfon (Novalgin®) auf. Man spricht von Pseudoallergie, weil trotz Ähnlichkeit in der Asthmareaktion ein für die Allergie typisches Immunglobulin E (IgE) nicht nachweisbar ist. Im Gegensatz zur klassischen Allergie (Typ 1) kommt es bei wiederholten Kontakten mit den Auslösern einer Pseudoallergie niemals zu einer Verstärkung der Asthmareaktion. Dennoch können pseudoallergische Asthmaanfälle lebensbedrohlich sein. Betroffen sind gewöhnlich Patienten mit nicht allergischem (endogenem) Asthma. Sofern Asthmatiker noch nie mit Schmerz- oder Rheumamitteln behandelt worden sind, sollten sie nur unter Anleitung bzw. in Anwesenheit ihres Arztes solche Medikamente einnehmen. Die Therapie ist grundsätzlich mit einer deutlich reduzierten Dosis (z.B. 25 Prozent = ¼ Tablette) einzuleiten.

Allergische Asthmareaktionen: Allergische Asthmareaktionen auf Medikamente sind selten, z.B. nach der Einnahme von Penicillin oder Breitbandpenicillinen wie Amoxycillin oder Ampicillin.

Berufsbedingtes Asthma

Auch am Arbeitsplatz kann sich Asthma entwickeln. Ursache ist eine Reizung der Atemwege durch die Inhalation allergisierender und/oder nicht allergisierender Substanzen im beruflichen Umfeld. Typisch sind Beschwerden während des Arbeitens, die sich an freien Tagen oder Wochenenden spontan bessern. Die Einführung hoch reaktiver Chemikalien bei der Herstellung synthetischer Materialien wie z. B. Plastikverbindungen, hat das Erkrankungsrisiko in den letzten Jahrzehnten ansteigen lassen. In einigen Industriezweigen leiden bis zu 20 Prozent der Belegschaft an einer berufsbedingten Allergie. Das Erkrankungsrisiko wächst, je intensiver und länger der Kontakt zu der allergisierenden Substanz ist. Besonders gefährdet sind Allergiker mit überempfindlichem Bronchialsystem, insbesondere wenn zusätzlich noch geraucht wird.

wichtig

Man schätzt, dass berufsbedingtes Asthma etwa 9–15 Prozent aller Asthmafälle ausmacht. Relativ häufig tritt dies durch Inhalation von Platinsalzen, Isocyanaten oder Mehlstäuben auf.

Bäckerasthma: Das Bäckerasthma ist die in Deutschland häufigste beruflich bedingte Form. Ursache ist eine Allergie auf bestimmte Mehlstäube, eventuell auch auf Mehlmilben, die oft zu erheblichen Asthmabeschwerden führt.

Latexallergie: Etwa zehn Prozent der Beschäftigten im Gesundheitsdienst leiden an einer Naturlatexallergie, meist ausgelöst durch Latexhandschuhe, z. B. bei Tätigkeit im OP-Bereich. Durch die Verwendung latexfreier Materialien ist die Latexallergie in Deutschland allerdings rückläufig. Das Latexallergen gelangt über drei Wege der Exposition in den Körper:
- über die Haut, z. B. beim Tragen von Latexhandschuhen,
- inhalativ über aerogene Latexpartikel, die hauptsächlich bei der Verwendung gepuderter Latexhandschuhe freigesetzt werden,
- bei diagnostischen und therapeutischen Eingriffen mit Schleimhautkontakt, hier insbesondere während einer Operation.

Neben Asthma kommt es verstärkt zu allergischen Hauterkrankungen an den Händen wie der Nesselsucht, aber in Einzelfällen auch zu schweren systemischen Reaktionen. Patienten mit Latexallergien leiden relativ häufig an einer Kreuzallergie, d. h. sie sind z. B. auch allergisch gegen bestimmte Nahrungsmittel wie Bananen, Avocados, Kiwi und Papaya-Früchte.

Tierhaarallergie: Ratten, Meerschweinchen und Kaninchen sind oft die Ursache für eine Sensibilisierung von Personal in Forschungslaboratorien.

Beim Auftreten einer berufsallergischen Erkrankung sollte gegebenenfalls ein Berufswechsel angestrebt werden.

Berufsbedingtes Asthma und seine Auslöser

Berufe	Allergene bzw. nicht allergisierende Reizstoffe
Bäcker, Müller	Mehlstäube, Getreide
Tierpfleger, Tierärzte	Tierhaare, -epithelien, -exkremente
medizinische Berufe	Latex, Medikamente
Arbeiter in der Waschmittelherstellung	(proteolytische) Enzyme
Friseure	Haarfärbemittel, Persulfate
Elektroniklöter	Kolophonium-Harze
Maler, Lackierer	Isocyanate
Schreiner	Holzstäube
Arbeiter in der Platinherstellung	Platin-, Vanadiumsalze
Arbeiter in der Kunststoff- und Farben-Industrie	Epoxidharze

Asthma durch Insektengifte

Nur wenige stechende Insekten sind in der Lage, beim Menschen eine Insektengiftallergie auszulösen. Dazu gehören hierzulande insbesondere Bienen, Wespen, Hummeln und Hornissen. Im Gegensatz zum Bienengift besteht zwischen Wespen- und Hornissengift wegen der Ähnlichkeit ihrer Eiweißstruktur gewöhnlich eine Kreuzallergie: Bei Allergie auf eines der beiden Gifte ist davon auszugehen, dass der Betroffene auch auf den Stich des anderen Insekts allergisch reagieren wird.

Besondere Gefahr besteht in der Nähe von Insektennestern, vor allem an schwülen und heißen Tagen. Eine asthmatische Reaktion auf einen Insektenstich ist eher selten. Häufiger sind örtlich begrenzte Wasseransammlungen (Ödeme), z. B. im Rachen-, Hals- und Kehlkopfbereich. Dabei kann es zu einer Einengung der zentralen Atemwege oder Kreislaufreaktionen mit Blutdruckabfall und Schweißausbruch kommen (allergischer Schock). In seltenen schweren Fällen tritt eine tödliche allergische (anaphylaktische) Reaktion ein.

Nahrungsmittel bzw. Zusatzstoffe

Nahrungsmittel wie beispielsweise Äpfel können allergisches Asthma auslösen. Dabei handelt es sich um eine sogenannte Kreuzallergie. Das eigentliche Allergen sind dabei die Birkenpollen. Nahrungsmittelzusatzstoffe wie Sulfate, Benzoesäure und Ameisensäure führen hingegen eher zu pseudoallergischen Reaktionen (Seite 58). Ausführlicher wird auf diese Problematik ab Seite 129 eingegangen.

Klimawandel und Asthma

Globaler Temperaturanstieg sowie Änderung der Niederschläge und vermehrte UV-Strahlung sind verantwortlich für den Umwelt- und Klimawandel auf der Erde. Deutliche Zeichen sind der Rückgang der Alpengletscher sowie die Abschmelzung der Pole. Klimatische Veränderungen in Nord- und Mitteleuropa führen zum vermehrten Auftreten wärmeliebender Organismen, deren Allergene ein erhöhtes Asthmapotenzial aufweisen. Hierzu zählen etwa Ambrosiapollen und Brennhaare von Raupen.

Der Eichenprozessionsspinner befindet sich seit 1992 nachweislich in einem sich ständig ausweitenden Gebiet innerhalb Deutschlands, nachdem er in zurückliegenden Jahrhunderten nur in weiten Abständen von mehreren Jahrzehnten jeweils über zwei oder drei Jahre regionale Bedeutung erlangte. Sowohl Bewohner befallener Gebiete als auch in der Landschaft tätige Arbeitskräfte leiden an – häufig die Haut betreffenden – Allergien gegen die Brennhaare der Raupen dieses einheimischen Falters. Es finden sich inzwischen auch zunehmend Brennhaare tragende Raupen weiterer einheimischer Spinnerarten wie Kiefernprozessionsspinner an Waldkiefer, Goldafter, Schwammspinner an vielen Laubgehölzen, vor allem Eiche und Linde, Schlehenspinner an busch- oder heckenförmigen Laubgehölzen und Wollafter an Linde und Birke.

Das Netzwerk europäischer Allergiezentren GALEN (Global Allergy and Asthma European Network) hat europaweit eine standardisierte Hauttestuntersuchung mit einem erweiterten Allergenpanel durchgeführt. Hierbei zeigte sich, dass die frühere Unterscheidung von klassischerweise in Südeuropa und Nordeuropa relevanten Allergenen nur noch begrenzt gültig ist. So sind Birkenpollensensibilisierungen inzwischen auch schon in den Mittelmeerländern deutlich angestiegen, was u. a. mit der Verwendung der Birke in der Landschaftsarchitektur zu tun hat. Auf der anderen Seite stellt man eine deutliche Ausweitung der Ambrosiasensibilisierung in Nordeuropa fest, insbesondere in Deutschland.

61

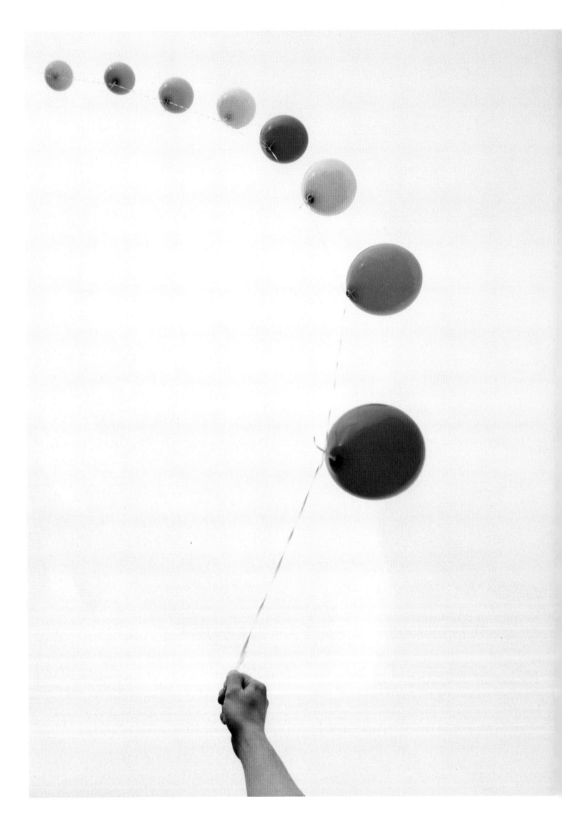

Wie der Arzt behandelt

Dank wirksamer Medikamente kann die Mehrzahl der Asthmatiker vollkommen beschwerdefrei leben. Im folgenden Kapitel erfahren Sie unter anderem, welche Präparate zur Verfügung stehen, wann sie eingesetzt werden, wie Sie Ihr Asthma selbst kontrollieren und Ihre Medikamente bedarfsgerecht einnehmen können.

Grundlagen der medikamentösen Therapie

Die medikamentöse Asthmatherapie basiert auf der wissenschaftlichen Erkenntnis, dass der grundlegende Prozess des chronischen Asthmas auf einer bronchialen Entzündungsreaktion beruht, die zu einer Verengung der Atemwege führt. Daher sind nicht nur bronchialerweiternde (bronchospasmolytische), sondern insbesondere antientzündliche Medikamente erforderlich.

Doch bevor wir ausführlich auf die medikamentöse Therapie eingehen, wollen wir deutlich machen, dass eine erfolgreiche Asthmatherapie nicht nur von der regelmäßigen Einnahme der richtigen Medikamente abhängt, sondern dass jeder Betroffene wesentlich durch seinen Lebensstil zur Asthmakontrolle und zur eigenen Lebensqualität beitragen kann. Die Komponenten einer erfolgreichen Therapie setzen sich aus medizinischen Maßnahmen und Selbsthilfemaßnahmen zusammen, auf die wir in einem nachfolgenden Kapitel erläutern:

- Vermeidung von Auslösern
- Selbstkontrolle der Erkrankung
- Therapie mit Medikamenten
- Bei Allergien: eventuell Hyposensibilisierung (Impfbehandlung)
- Selbstmedikation unter ärztlicher Kontrolle (Anpassung bis das Asthma kontrolliert ist)
- Atemtherapie
- körperliches Training
- Teilnahme an Asthmaschulungen
- Seelische Entspannung: Meditation, Yoga
- Regelmäßige sportliche Betätigung

Entzündung hemmen, Bronchien erweitern

Asthmamedikamente werden vorzugsweise inhaliert, da der Wirkstoff so rasch und ohne Umwege zum »Ort des Geschehens« gelangt und daher geringere Nebenwirkungen verursacht. Die mit Abstand wichtigste Medikamentengruppe zur Behandlung des Asthmas sind die antientzündlich wirksamen inhalativen Corticoide, also cortisonhaltige Sprays. Sie wirken stark entzündungshemmend und ermöglichen dadurch eine langfristige Kontrolle des Asthmas. Sie gehören deshalb zu den Langzeitmedikamenten (s. u.). Inhalative Corticoide hemmen nicht nur die Mehrzahl der Entzündungszellen und ihre Botenstoffe, sondern fördern auch die Bildung neuer Beta-2-Rezeptoren. Dadurch wird die Ansprechbarkeit der Bronchien auf erweiternde Medikamente verbessert. Wichtigste Substanzgruppen der bronchialerweiternden Medikamente sind die Beta-2-Mimetika, die auch als Beta-2-Rezeptor-Stimulatoren bezeichnet werden. Diese gibt es als kurz (ca. 3–4 Stunden) wirksame Sprays (Bedarfsmedikamente s. u.) sowie lang wirksame (ca. 12 Stunden) Sprays oder Pulver zum Inhalieren wie z. B. Formoterol und Salmeterol (Langzeitmedikamente s. u.). Formoterol unterscheidet sich dabei noch vom Salmeterol, da es zusätzlich kurz bzw. sofort wirksam ist. Es kann daher auch im Notfall eingesetzt werden.

wichtig

Eine sofortige Erleichterung der Atmung ist nur durch eine unmittelbar wirksame Erweiterung der Atemwege möglich. Hierzu eignet sich am besten ein sofort wirksames Beta-2-Mimetikum. Dieses Medikament ist deshalb auch im Notfall unverzichtbar.

Bronchialerweiternde Medikamente sollten – außer bei ganz leichtem sporadischem Asthma – aber nicht allein, d. h. ohne inhalative Corticoide (Seite 71) gegeben werden. Eine Weiterentwicklung stellen daher die Kombinationspräparate von lang wirksamen Beta-2-Mimetika und inhalativen Steroiden wie Salmeterol/Fluticason (Präparat Viani® oder Atmadisc®), Formoterol/Budesonid (Präparat Symbicort®) sowie die Kombination von Formoterol/Beclometason (Präparate Foster® und Inuvair®) dar. Gerade bei höhergradigem Asthma stellt die Einnahme eines Kombinationspräparates (bronchialerweiternd und antientzündlich) eine Verbesserung der Therapiesicherheit dar, zumal nachgewiesen werden konnte, dass sich bei gleichzeitiger Einnahme die beiden Substanzgruppen gegenseitig verstärken (Seite 75).

In der Zukunft, d. h. in den nächsten Jahren wird es wohl auch 24 Stunden wirksame bronchialerweiternde und antientzündliche Asthmamedikamente geben, die dann nur noch einmal pro Tag inhaliert werden müssen.

Die beiden Medikamentengruppen in der Asthmatherapie

entzündungshemmende Präparate	bronchialerweiternde Präparate
Corticoide (inhalativ)	Beta-2-Mimetika (inhalativ)
Leukotrienrezeptorantagonisten (Tabletten)	Anticholinergika (inhalativ)
Corticoide (systemisch, Tabletten oder Spritze)	Theophyllin (systemisch, d. h. als Tabletten oder Spritze)
Anti-IgE (Spritzen)	

Medikamente, welche die Atemwege erweitern

Die medikamentöse Erweiterung der Bronchien führt zu einer Erleichterung der Atemarbeit und damit zur Abnahme der Luftnot. Atemwegserweiternde Medikamente wirken allerdings nicht auf die Schleimhautentzündung bei Asthma. Ihre alleinige Einnahme ohne antientzündliche Medikamente ist daher unzureichend. Langfristig kann eine solche Therapie sogar gefährlich werden, wenn Entzündung und Überempfindlichkeit im Verlauf der Asthmaerkrankung zunehmen.

Beta-2-Mimetika: stark bronchialerweiterend

Die wichtigste Medikamentengruppe zur Öffnung der Atemwege sind die Beta-2-Mimetika. Sie sind auch unter den Namen Beta-2-Sympathomimetika, Beta-2-Rezeptor-Stimulatoren, Betamimetika und Beta-2-Rezeptor-Agonisten bekannt. Es handelt sich hierbei immer um die gleiche Substanzklasse. Diese Medikamentengruppe wirkt stimulierend auf die Empfängerstellen der Atemwegsmuskulatur, die Betarezeptoren (Seite 28). Werden die Betarezeptoren stimuliert, löst sich die asthmatische Verkrampfung der Atemwegsmuskulatur und die Atemwege werden wieder weit. Sie können wieder ohne Atemnot ein- und ausatmen. Die Beta-2-Mimetika lassen sich nach der Schnelligkeit des Wirkungseintritts und der Dauer der Wirkung in drei Gruppen unterteilen:

- kurz und rasch wirksame (nach wenigen Minuten wirksam, ca. vier Stunden anhaltend),
- lang und rasch wirksame (nach wenigen Minuten wirksam, ca. zwölf Stunden anhaltend),
- lang wirksame mit verzögertem Wirkungseintritt (nach ca. 15–30 Minuten wirksam, ca. zwölf Stunden anhaltend).

Wann benutzt man kurz wirkende Beta-2-Mimetika?

Kurz wirksame Beta-2-Mimetika werden vor allem bei Bedarf und im Notfall eingesetzt. Sie führen zu einer raschen Besserung von Atemnot durch eine Erweiterung der Bronchien. Die Wirkung hält etwa vier Stunden an.

Wann benutzt man lang wirkende Beta-2-Mimetika?

Die lang (d. h. ca. zwölf Stunden) wirksamen inhalativen bronchialerweiternden Beta-2-Mimetika (LABA) werden immer dann verschrieben, wenn mehr als zwei bis vier Hübe pro Tag eines kurz wirksamen Beta-2-Mimetikums erforderlich wären. Sie werden deshalb zu den Langzeitmedikamenten gerechnet. Allerdings sollten sie nach Empfehlungen der amerikanischen FDA (Food and Drug Administration, 2011) nie allein, sondern nur in Kombination mit inhalativen Corticoiden eingesetzt werden und nur so lange, wie das Asthma unkontrolliert ist (s. u.). Da unter alleiniger Einnahme von LABA vermehrt Todesfälle aufgetreten sind, wurden von der FDA ausführliche neue Studien verlangt bezüglich der Sicherheit aller verfügbaren Kombinationspräparate von LABA und ICS. Es sollen ca. 50 000 Patienten (Jugendliche > 12 Jahre und Erwachsene) über einen Zeitraum von sechs Monaten beobachtet werden. Dabei soll die Frage beantwortet werden, ob unter einer Kombinationstherapie mit ICS und LABA häufiger Asthmanotfälle und tödliche Komplikationen auftreten als unter Therapie mit ICS allein. Diese Studien sind noch nicht abgeschlossen.

Welche Beta-2-Mimetika gibt es?

Wirkstoff	Medikament (Beispiele)
kurz + rasch wirksame inhalative Beta-2-Mimetika	
Fenoterol	Berotec Dosieraerosol
Salbutamol	Sultanol Dosieraerosol, Salbulair Autohaler, Salbutamol-Generika
Terbutalin	Aerodur Turbohaler
lang + rasch wirksame inhalative Beta-2-Mimetika	
Formoterol (Wirkungseintritt rasch)	Foradil P, Oxis Turbohaler, Foradil-Generika
lang wirksame inhalative Beta-2-Mimetika mit verzögertem Wirkeintritt	
Salmeterol (Wirkungseintritt verzögert)	Serevent Dosieraerosol, Serevent Diskus
lang wirksame systemische Beta-2-Mimetika (Tabletten)	
Bambuterol	Bambec
Salbutamol	Volmac
Terbutalin	Bricanyl-Duriles
Clenbuterol	Spiropent

Welche Nebenwirkungen können auftreten?

Nebenwirkungen treten bei Einnahme von Beta-2-Mimetika nur dann auf, wenn Sie die Beta-2-Mimetika in hoher Dosis, z.B. die rasch wirksamen mehr als 10 Hübe täglich inhalieren. Die Höchstdosis für Salmeterol (Serevent®) beispielsweise beträgt 100 µg täglich. Wichtigste Nebenwirkungen sind Herzjagen und Zittern. Auch wenn Sie nur einen oder zwei Hübe eines Beta-2-Mimetikums inhalieren, kann es zu Nebenwirkungen kommen, die aber in der Regel nach etwa 20 Minuten verschwinden und als harmlos einzustufen sind.

Nebenwirkungen von Beta-2-Mimetika bei Überdosierung:
- Herzjagen
- Zittern
- Panik, Angstzustände
- Kaliumverlust: Serumspiegel erniedrigt
- EKG-Veränderungen
- Herzrhythmusstörungen
- Muskelschädigung
- Milchsäureanstieg im Blut

Anticholinergika

Anticholinergika beeinflussen Rezeptoren des vegetativen Nervensystems (Muscarinrezeptoren). So tragen sie indirekt zur Erweiterung der Bronchien bei. Durch den unterschiedlichen Wirkmechanismus können sie die Beta-2-Mimetika ergänzen. Im Vergleich mit Beta-2-Mimetika haben sie eine geringere bronchialerweiternde Wirkung. Deshalb werden Anticholinergika in Europa selten zur Dauerbehandlung von Asthma eingesetzt. Im Notfall, besonders in der Kombination mit kurz wirksamen Beta-2-Mimetika ist diese Substanz beim schweren Asthmaanfall gut geeignet. Als inhalatives kurzwirksames Anticholinergikum ist der Wirkstoff Ipratropiumbromid verfügbar, die Präparate mit diesem Wirkstoff sind Atrovent®-Inhaletten oder Atrovent®-Lösung. Wichtigste Nebenwirkungen der inhalativen Anticholinergika sind Mundtrockenheit und Herzrasen.

Theophylline: bei höhergradigem Asthma

Diese Medikamentengruppe wird seit mehr als 50 Jahren in der Asthmatherapie eingesetzt. Die Theophylline gehören zu den ältesten und preiswertesten Asthmamedikamenten. Sie haben nur eine mäßige bronchialerweiternde Wirkung, die deutlich geringer ist als die der Beta-2-Mimetika. Früher wurde Theophyllin in möglichst hoher Dosis gegeben. Wegen der dabei häufig auftretenden Nebenwirkungen wurde die Theophyllintherapie zunehmend vermieden. Für den Asthmaanfall wird Theophyllin inzwischen nicht mehr empfohlen.

Theophylline können bei höhergradigem Asthma verordnet werden (Erwachsene ab Stufe 3, bei Kindern erst in Stufe 5), sofern eine Stabilisierung mit inhalativen Corticoiden und lang wirksamen bronchialerweiternden Beta-2-Mimetika nicht erreicht wird.

Wie nimmt man Theophylline ein?

Theophylline werden als Tabletten in retardierter Form verschrieben (z. B. Euphylong, Uniphyllin retard), d. h. der Wirkstoff wird zeitlich verzögert freigesetzt, dadurch erzielt man einen über den Tag konstanten Blutspiegel und das Medikament muss nur noch einmal oder zweimal täglich eingenommen werden.

Welche Nebenwirkungen sind möglich?

Der Nachteil von Theophyllin besteht in den erheblichen Nebenwirkungen bei Überdosierung. Theophyllin hat chemisch eine dem Koffein verwandte Struktur. Dies erklärt, warum es in hohen Dosen wie eine Überdosis Kaffee wirken kann: Der Betroffene reagiert mit stärkerem Schwitzen, Herzjagen sowie Nervosität. Magenempfindliche klagen oft auch über Übelkeit oder Bauchschmerzen und Appetitlosigkeit. Patienten mit verstärktem

Rückfluss von Magensaft in die Speiseröhre (chronische Refluxkrankheit) klagen bei Einsatz von Theophyllin häufig über vermehrtes Sodbrennen und Aufstoßen. Auch Schlafstörungen kommen vor, sodass insbesondere bei Kindern Theophylline zurückhaltend verordnet werden sollten.

wichtig

Um Nebenwirkungen zu vermeiden, sollte retardiertes Theophyllin in niedriger Dosis (400–600 mg/Tag) verordnet werden. Die intravenöse Gabe von Theophyllin d. h. eine Theophyllin-Spritze direkt in die Vene – wie früher bei Notfällen üblich – wird generell nicht mehr empfohlen.

Was Sie bei der Einnahme beachten müssen

Theophylline sind grundsätzlich vorsichtig zu dosieren, zumal unter bestimmten Umständen (s. u.) die Ausscheidung des Wirkstoffs vermindert ist. Erhöhen Sie also die Dosis nicht ohne Rücksprache mit Ihrem Arzt. Dies gilt insbesondere, wenn Sie bereits eine höhere Dosis einnehmen (mehr als 600 mg/Tag). Besonders gefürchtet sind Nebenwirkungen auf das zentrale Nervensystem. Patienten mit Hirnkrampfanfällen (z. B. Epilepsie) sollten deshalb Theophylline nicht einnehmen.

Bei einer Theophyllineinnahme ist zu beachten, dass der Theophyllinblutspiegel durch die Einnahme bestimmter Medikamente (z. B. Erythromycin und Cimetidine) erhöht werden kann. Ursache ist eine

69

WISSEN

Brochialerweiterung allein genügt nicht

Ein Beta-2-Mimetikum allein einzunehmen, reicht nur dann aus, wenn die Asthmabeschwerden bei Ihnen selten sind, also z. B. lediglich nach körperlicher Belastung auftreten. Alle anderen Asthmatiker benötigen jedoch zusätzlich ein antientzündliches Medikament. Den größten Fehler, den ein Asthmatiker begehen kann, ist, sich auf die Einnahme bronchialerweiternder Beta-2-Mimetika zu beschränken. Am Anfang wird es ihm noch gut gehen, weil die sofortige Bronchialerweiterung zu einer erleichterten Atmung führt. Die Entzündung in den Bronchien wird unterdessen jedoch fortschreiten und das Asthma im Verlauf verschlimmern. Dies können Sie durch die gleichzeitige Einnahme antientzündlicher Medikamente – vorrangig inhalativer Steroide (Seite 71) – verhindern. Bei mittel- und höhergradigem Asthma haben sich dabei Kombinationspräparate bzw. Fixkombinationen dieser beiden Substanzgruppen (z. B. Symbicort®, Atmadisc®, Viani®) bewährt, weil sie garantieren, dass mit dem bronchialerweiternden Medikament auch das antientzündliche inhalative Cortison eingenommen wird.

verminderte Ausscheidung des Medikaments über den Urin. Dies ist auch bei Virusinfekten, Herzschwäche und Lebererkrankungen möglich. In diesem Fall ist die Theophyllindosis nach Rücksprache mit Ihrem Arzt zu reduzieren. Raucher dagegen benötigen höhere Theophyllindosen, weil bei ihnen der Abbau dieses Medikaments beschleunigt ist. Um unerwünschte Nebenwirkungen zu vermeiden, ist es insbesondere bei höherer Dosierung notwendig, den Theophyllinspiegel im Blut vom Arzt bestimmen zu lassen. Er sollte sich im Bereich von 5–15 mg/l befinden. Die Messung ist in der Regel ein- bis zweimal pro Jahr sinnvoll.

Entzündungshemmende Medikamente

Das oberste Prinzip einer erfolgreichen Asthmatherapie ist die frühzeitige inhalative antientzündliche Behandlung der Bronchialschleimhaut. Studien aus den Niederlanden und Skandinavien an Erwachsenen und Kindern mit Asthma belegen, dass eine Verzögerung des Therapiebeginns mit inhalativen Steroiden zu einer kontinuierlich abnehmenden Lungenfunktion führen kann. Das Asthma lässt sich im weiteren Verlauf medikamentös immer schlechter beeinflussen.

Am wirksamsten: inhalatives Cortison

Inhalatives Cortison ist bis zum heutigen Tag das wirksamste antientzündliche Medikament. Durch die Inhalation wirkt es direkt vor Ort, d. h. im Bronchialsystem. Es hemmt die Aktivierung von Entzündungszellen sowie die Freisetzung zahlreicher Botenstoffe aus vielen verschiedenen Entzündungszellen, die bei der Asthmareaktion eine Rolle spielen. Wissenschaftlich konnte nachgewiesen werden, dass sich bereits nach dreimonatiger regelmäßiger Behandlung mit inhalativen Corticoiden die Anzahl von Entzündungszellen in der Bronchialschleimhaut sowie in der Spülflüssigkeit der Bronchien und Lungenbläschen normalisierte und die vorher geschädigte oberste Zellschicht der Bronchialschleimhaut abgeheilt war.

Cortison wird vorzugsweise über einen Pulverinhalator oder über ein Dosieraerosol inhaliert (Seite 99). Der Vorteil der Inhalation ist die relativ große Wirksamkeit am »Ort des Geschehens« sowie die geringen Nebenwirkungen auf den restlichen Körper, weil bei normaler Dosierung nur minimale Mengen über die Lunge in das Blut aufgenommen werden.

Wie wirkt Cortison?

Pharmazeutisch hergestellte Abkömmlinge des Cortisons werden als Corticoide, Glucocorticoide oder Corticosteroide bezeichnet. (Die Ausdrücke werden im Text synonym verwendet.) Cortison ist ein lebenswichtiges Hormon, das auch natürlicherweise in unserem Körper vorkommt. Es wird in den Nebennieren gebildet und hat zahlreiche Funktionen, z. B. im Kohlenhydrat- und Mineralstoffhaushalt des Menschen. Die Ausschüttung von Cortison

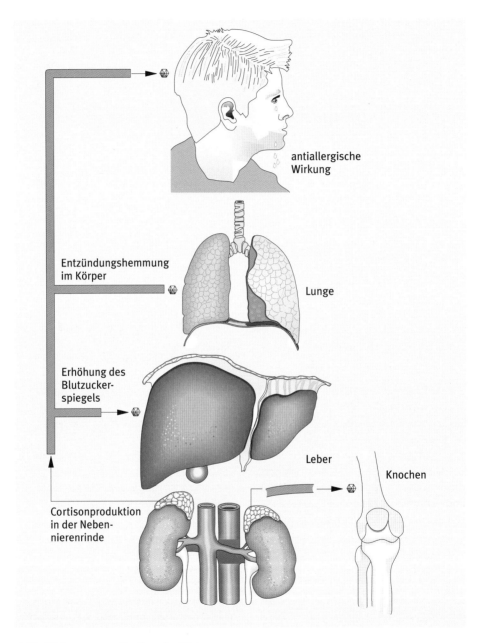

antiallergische
Wirkung

Entzündungshemmung
im Körper

Lunge

Erhöhung des
Blutzucker-
spiegels

Leber

Knochen

Cortisonproduktion
in der Neben-
nierenrinde

▲ Die Wirkungen von Cortison im Körper

Cortison zum Inhalieren

Wirkstoff	Medikament (Beispiele)
Budesonid	Pulmicort®-Turbohaler (Pulver), Budesonid-Generika: Budesonid CT®-Autohaler (Treibgas HFA), Budecort®-Novolizer (Pulver), Budes®-Easyhaler (Pulver), Budesonid® ratiopharm Jethaler (Pulver)
Fluticason	Flutide® Dosieraerosol oder Diskus (Pulver)
Beclometason	Sanasthmax® Diskus (Pulver), Ventolair® Autohaler (HFA-Lösung), Beclometason-Dosieraerosol-Generika: Beclometason ratiopharm DA (HFA-Lösung), Becloturmant®HFA DA, Beclohexal® DA (HFA-Lösung)
Mometason	Asmanex® Twisthaler (Pulver)
Ciclesonid	Alvesco® DA (HFA-Lösung)

DA = Dosieraerosol, HFA = chlorfreie Hydrofluoralkane

im Körper wird über Hormone der Hirn-anhangdrüse gesteuert.

Vorteile einer frühzeitigen Therapie

Die Therapie mit inhalativen Corticoi-den sollte möglichst frühzeitig begon-nen werden, weil bereits im Frühstadium der Erkrankung eine bronchiale Entzün-dungsreaktion nachweisbar ist. Werden inhalative Corticoide verspätet – z. B. zwei Jahre nach Erkrankungsbeginn – gegeben, sind Verbesserungen der Lungenfunktion und der bronchialen Überempfindlichkeit geringer ausgeprägt als bei Patienten, die schon zu Beginn der Erkrankung behan-delt wurden.

Die frühzeitige Entzündungshemmung verhindert:
- Umbauvorgänge an der Bronchial-schleimhaut,
- eine Zunahme der Bronchialverengung,
- den kontinuierlichen Abfall der Lungen-funktionswerte,
- die Abnahme der körperlichen Belast-barkeit,
- eine Destabilisierung des Krankheits-verlaufs,
- das Nachlassen der Wirkung von Beta-2-Mimetika,
- eine Häufung von Krankenhausein-weisungen wegen Asthma,
- zunehmenden Medikamentenbedarf und
- eine Abnahme der Lebensqualität.

Was Sie beachten sollten

Die große Mehrheit der Asthmatiker, die Cortison einnehmen, verwendet nur die inhalativen Corticoide. Hier ist nur mit lokalen, geringfügigen Nebenwirkungen zu rechnen, die bei richtiger Anwendung meist vermieden werden können.

73

Tagesdosen inhalativer Corticoide (Nationale Versorgungsleitlinie Asthma 2011)

Wirkstoff	niedrige Dosis (µg)		mittlere Dosis (µg)		hohe Dosis (µg)	
	Erwach-sene	Kinder und Jugendliche	Erwach-sene	Kinder und Jugendliche	Erwach-sene	Kinder und Jugendliche
Beclometa-son	200–500	100–200	500–1000	› 200–400	› 1000–2000	› 400
Budesonid	200–400	100–200	400–800	› 200–400	› 800–1600	› 400
Ciclesonid (ab 12 Jahre)	80	80	160	160	–	–
Fluticason	100–250	‹ 200	250–500	200–250	› 500–1000	› 250
Mometason (ab 12 Jahre)	200	200	200–400	› 200–400	› 400–800	› 400–800

Wird ein Corticoid inhaliert, so wird der größte Teil davon im Mund-Rachen-Raum abgelagert, ein kleinerer Teil gelangt in die Atemwege und in die Speiseröhre. Nebenwirkungen treten lediglich lokal, also im Mund-Rachen-Bereich auf. Als Folge der Cortisoninhalation kann eine Pilzinfektion (Soor) der Mundhöhle und des Rachens entstehen. Erste Hinweise darauf sind eine Geschmacksveränderung und eine weißlich belegte Zunge. Außerdem können inhalierbare Cortisone zu einer Schwächung der Stimmbandmuskeln und somit zu Heiserkeit führen.

Bei höheren Dosen kann es zu einer geringfügigen Einschränkung des Längenwachstums bei Kindern kommen. Hier handelt es sich jedoch meist nur um eine Verzögerung des Wachstums, die auch bei fortbestehender Therapie später ausgeglichen wird. Nur bei sehr hohen Dosen sind – durch Aufnahme von Cortison in die Blutbahn – systemische Nebenwirkungen (Seite 78) zu erwarten.

Spülen Sie grundsätzlich nach jeder Cortisoninhalation Mund und Rachen aus. Wenn Sie Ihr Präparat immer morgens und abends vor dem Zähneputzen inhalieren, hat es einen festen Platz im Bad und kann nicht vergessen werden.

Stärkere antientzündliche Wirksamkeit und geringere Nebenwirkungen verspricht das Präparat Alvesco® (Wirkstoff: Ciclesonid), das nur einmal gegeben werden muss und erst auf der Bronchialschleimhaut zum wirksamen Cortison umgewandelt wird.

Verfügbare Kombinationspräparate

Medikament	Cortison	Beta-2-Mimetikum	Inhalationssystem
Viani®	100–500 µg Fluticason	50 µg Salmeterol (lang wirksam mit verzögertem Wirkungseintritt)	Inhalation als Pulver über Diskus
Atmadisc®	100–500 µg Fluticason	50 µg Salmeterol (lang wirksam mit verzögertem Wirkungseintritt)	Inhalation als Pulver über Diskus
Symbicort®	80–320 µg Budesonid (freigesetzte Dosis)	4,5–9 µg Formoterol (lang wirksam mit raschem Wirkungseintritt)	Inhalation als Pulver über Turbohaler
Foster®	100 µg Beclometason	6 µg Formoterol (lang wirksam mit raschem Wirkungseintritt)	Inhalation als Treibgas- Dosieraerosol mit HFA
Inuvair®	100 µg Beclometason	6 µg Formoterol (lang wirksam mit raschem Wirkungseintritt)	Inhalation als Treibgas-Dosieraerosol mit HFA

HFA = chlorfreie Hydrofluoralkane

Cortison plus Beta-2-Mimetikum

Derzeit sind fünf Präparate zur Inhalation verfügbar, die ein lang wirksames bronchialerweiterndes Beta-2-Mimetikum und ein Corticoid in Kombination enthalten. Sie gewährleisten bei regelmäßiger Einnahme eine verlässliche antientzündliche und bronchialerweiternde Basistherapie mit nur einem Medikament.

Der Vorteil einer solchen Kombinationstherapie ist, dass in den meisten Fällen eine zusätzliche Asthmamedikation entfällt. Dies ist sehr bequem und unterstützt eine zuverlässige Einnahme. Wissenschaftliche Untersuchungen konnten belegen, dass sich die Einzelsubstanzen in der Kombination gegenseitig verstärken. Dadurch kann die Gesamtdosis der eingenommenen inhalierbaren Corticoide meist reduziert werden.

wichtig
Diese Kombinationspräparate sollten Sie nur bei mittel- und höhergradigem Asthma (Stufe 3–5) anwenden.

Wie unterscheiden sich die einzelnen Medikamente?

Symbicort®, Inuvair® und Foster® haben gegenüber Viani® und Atmadisc® den Vorteil einer rasch wirksamen Bronchialerweiterung. Ein weiterer Vorzug ist, dass aufgrund der niedrigen Formoteroldosis bei Verstärkung der Atembeschwerden das Medikament häufiger genommen und die Dosis angepasst werden kann. Sie müssen – im Gegensatz zu Viani® bzw. Atmadisc® – nicht zu einem zweiten Präparat mit höherer Steroiddosis greifen.

Sprays bzw. Dosieraerosole in HFA-Lösung (Foster®, Inuvair®) werden von einigen Patienten den Pulverinhalaten vorgezogen, weil das Medikament mit weniger Kraft eingeatmet werden kann. Inhalierhilfen sind – im Gegensatz zu den früher gebräuchlichen Dosieraerosolen – in der Regel dabei nicht notwendig.

Mit der neuen Fixkombination aus dem inhalativen Corticoid Beclometason und dem lang wirksamen Beta-2-Mimetikum Formoterol (Inuvair® bzw. Foster®) werden nicht nur die großen, sondern auch die kleinen Atemwege erreicht. Für den Inhalator der neuen Fixkombination wird die Modulite-Technik verwendet, mit der sich Partikel in einer Größe von etwa 1,1 μm erzeugen lassen, die aus dem Inhalator als sanfte Wolke strömen und bis in die kleinsten Verästelungen des Bronchialbaums vordringen. Auch diese sind beim Asthma entzündet.

Vergleichsstudien haben ergeben, dass sich mit der neuen Fixkombination aus Beclometason und Formoterol mindestens so gute Effekte auf Lungenfunktion und Symptomkontrolle erzielen lassen wie mit etablierten Präparaten. Dabei ist die Steroiddosis in dem neuen Präparat sogar noch geringer.

Systemische Cortisontherapie

Cortison hat erhebliche Nebenwirkungen, sofern es über einen längeren Zeitraum in höheren Dosen in den Körper aufgenommen wird, also bei einer systemischen Therapie mit Tabletten oder Injektionen. Eine einmalige systemische Cortisonbehandlung, z. B. bei einem akuten Asthmaanfall, ist in der Regel unproblematisch. Die systemische Cortisontherapie in Form von Tabletten oder Spritzen sollte nur dann verwendet werden, wenn mit der inhalativen Therapie, auch in hohen

Dosierungen, eine Stabilisierung bzw. Besserung der Asthmabeschwerden nicht erzielt werden konnte. In diesem Fall muss Ihr Arzt entscheiden, ob eine kurzzeitige Cortisontherapie mit Tabletten oder Spritzen sinnvoll ist. In einer strukturierten Patientenschulung (Seite 77) können Sie lernen, eine Cortisonstoßtherapie auch selbst anzuwenden.

WISSEN

Die Cortisonspritze – nur im Notfall

Bei einem schweren Asthmaanfall wird sich der Arzt möglicherweise dafür entscheiden, Ihnen das Cortison in die Vene zu injizieren. Kein Arzt tut das gern, weil er sich der Nebenwirkungen bewusst ist. Andererseits sind Cortisoninjektionen in manchen akuten Krankheitsfällen lebensrettend, so etwa bei allergischem Schock und bei sehr schweren Asthmaanfällen. Eine kurzfristige hoch dosierte Cortisontherapie ist grundsätzlich ohne Bedenken durchführbar. Probleme entstehen erst bei Langzeitanwendung.

Die Spritze in den Muskel (intramuskuläre Injektion) ist nur dann der Tabletteneinnahme vorzuziehen, wenn der Patient seine Medikamente nicht verlässlich einnimmt. Diese Anwendungsform ist sehr kritisch zu beurteilen, weil sie – noch stärker als die Einnahme von Cortisontabletten – gleichmäßige Cortisonspiegel im Blut verursacht und somit die natürlichen tageszeitlichen Veränderungen des Cortisonspiegels aufhebt.

Cortisonstoßtherapie

Bei längerer Einnahme von Cortisontabletten können erhebliche Nebenwirkungen (Seite 78) auftreten. Daher kommt bevorzugt die nur wenige Tage dauernde Stoßtherapie zum Einsatz: Die Cortisondosis wird zunächst relativ hoch gewählt und dann stufenweise, z. B. im 4-Tage-Rhythmus, reduziert. Am Beispiel von 5-mg-Prednisolon-Tabletten könnte man folgendes Dosierungsschema verwenden:

1.–4. Tag: 8 Tabletten (à 5 mg) täglich oder 40 mg Prednisolon

5.–8. Tag: 4 Tabletten (à 5 mg) täglich oder 20 mg Prednisolon

9.–12. Tag: 2 Tabletten (à 5 mg) täglich oder 10 mg Prednisolon

Ihr Arzt wird immer bestrebt sein, Ihnen so wenig Cortison wie möglich zu geben. Nicht immer ist eine Stoßtherapie ausreichend. Bei starkem Asthma, das glücklicherweise nur selten auftritt, ist manchmal auch eine Dauerbehandlung mit Cortisontabletten notwendig. Ziel sollte dabei sein, die Dosis so niedrig wie möglich zu halten und gleichzeitig Medikamente einzunehmen, die einer Knochenentkalkung entgegenwirken.

Cortison wirkt niemals sofort. Die Wirkung beginnt erst nach ca. 30 Minuten und erreicht ein Maximum nach 2 Stunden. Damit erhöht sich auch das Risiko typischer Nebenwirkungen wie Entzündung der Magenschleimhaut (Gastritis) und Magengeschwür. Wenn Sie einen empfindlichen Magen haben, sollten Sie daher begleitend Säureblocker einnehmen.

Es empfiehlt sich, Cortisontabletten in der Haus- und Reiseapotheke bereitzuhalten. Dann sind Sie für den Notfall gerüstet und können die Cortisonstoßtherapie auch selbstständig beginnen.

Ist eine Cortison-Dauertherapie wirklich nötig?

Eine Cortison-Dauertherapie ist nur bei schwergradigem Asthma gerechtfertigt, das sich durch die bisher beschriebene Therapie nicht kontrollieren lässt. Deshalb wird Ihr Arzt, bevor er eine Cortison-Dauertherapie einleitet, noch einmal genau prüfen, ob
- Sie die bisher verschriebenen inhalativen Medikamente auch regelmäßig eingenommen haben,
- Sie die richtige Inhalationstechnik angewandt haben,
- die Diagnose »Asthma« stimmt oder ob eventuell eine andere Erkrankung, z.B. COPD, Stimmbanddysfunktion (VCD) oder Lungenembolie, bei Ihnen vorliegt, und
- Sie anhaltend einer inhalativen Reizung ausgesetzt sind.

Mögliche Nebenwirkungen von Cortisontabletten

Wenn Sie langfristig Cortisontabletten einnehmen müssen, könnten folgende Nebenwirkungen bei Ihnen auftreten:
- Appetitsteigerung
- Gewichtszunahme
- Flüssigkeitseinlagerungen (Ödeme)

WISSEN

Wie Sie einer Knochenentkalkung entgegenwirken können

Falls Sie dauerhaft Cortisontabletten einnehmen, sollten Sie auf jeden Fall Osteoporoseprophylaxe betreiben, indem Sie
- sich viel bewegen und täglich Gymnastik zur Stärkung der Knochen treiben und
- gezielt Präparate mit Vitamin D, Kalzium und Bisphosphonaten einnehmen.

- Bluthochdruck
- Schlafstörungen
- Kopfschmerzen
- Hormonelle Veränderungen (Cushing-Syndrom)
- Unterdrückung der Ausschüttung bestimmter Hormone aus der Hirnanhangdrüse (Hypophyse)
- Muskelerkrankung, Muskelschwäche (Myopathie)
- Achillessehnenriss
- Augenlinsentrübung (grauer Star oder Katarakt)
- Pilzbefall der Schleimhäute, z.B. im Mundbereich
- Verminderte Immunmechanismen (selten)
- Psychische Veränderungen
- Magengeschwür
- Pergamenthaut (Hautatrophie), Blutungen, Blutergüsse
- Knochenentkalkung (Osteoporose)
- Störungen des Zuckerstoffwechsels

Cortison bei kindlichem Asthma

Für die Langzeitbehandlung stehen Cortisonsprays oder -pulver wie Flutide®, Junik®, Novopulmon®, Pulmicort® und Ventolair®-Spray oder -Autohaler zur Verfügung. Sprays, verabreicht über Inhalationshilfen, sind bis zum Ende des Längenwachstums zu bevorzugen. Bei richtiger Dosierung und Anwendung (Inhalationshilfen, Mundspülung) hat inhalativ verabreichtes Cortison kaum Nebenwirkungen. Die Menge beträgt nur etwa 1/100 bis 1/1000 eines Cortisonzäpfchens wie Rectodelt (100 mg) oder Klismacort, das bei einem Krupp- oder Asthmaanfall üblich ist.

Eine Cortison-Inhalationslösung, die vorzugsweise bei Säuglingen und Kleinkindern Anwendung findet, ist Pulmicort® Suspension (0,5 mg/2 ml). Bei Kindern ab 4 Jahren kann alternativ Flutide® Suspension (0,5 mg/2 ml) gegeben werden. Die tägliche Maximaldosis von 1 mg darf bei Kindern nicht überschritten werden. Bei der Inhalation über eine Maske gehen etwa 90 Prozent des Medikaments verloren. Es muss daher ausreichend hoch dosiert werden (z. B. 2-mal 2 ml).

Bei akuten infekt- und allergiebedingten Asthmabeschwerden ist häufig der kurzfristige Einsatz von Cortison, über den Mund, über den Darm oder intravenös verabreicht, nötig, z. B. Decortin® H, Prednisolon, Rectodelt®, Celestamine® N 0,5 liquidum (über den Mund mit viel Flüssigkeit). Eine längerfristige Anwendung kann mit Nebenwirkungen wie Wassereinlagerung und Wachstumsverzögerung einhergehen.

Die antientzündliche Therapie ohne Cortison

Noch gibt es kein Medikament, das bei Asthma so gut antientzündlich wirkt wie die inhalierbaren Corticoide.

Inhalative Cromoglicinsäure

In besonderen Fällen, wie nur sehr geringen und seltenen Asthmabeschwerden oder typischem Anstrengungsasthma (Seite 56), kann bei Kindern versuchsweise inhalative Cromoglicinsäure (DNCG, Präparat Intal®, Dosieraerosol oder Inhalationspulver) eingesetzt werden. Diese Medikamente dürfen nur bei leichtem Asthma gegeben werden. Sie haben praktisch keine Nebenwirkungen, sind aber mindestens drei- bis viermal täglich zu geben, wobei sie auch günstig auf die bronchiale Überempfindlichkeit wirken, die bei Kindern oft sehr ausgeprägt ist.
In Aarane N und Allergospasmin-Spray (= Dosieraerosol) ist die Cromoglicinsäure mit einem bronchialerweiternden Mit-

tel (dem Beta-2-Mimetikum Reproterol) kombiniert.

Montelukast

Leukotrienantagonisten (in Deutschland: Montelukast, Präparat Singulair®) können alternativ oder zusätzlich zu inhalativen Corticoiden verwendet werden. Diese vor einigen Jahren eingeführte Medikamentengruppe entfaltet ihre entzündungshemmende Wirkung durch die Blockade des Botenstoffes Leukotrien. Antileukotriene haben eine schwächere entzündungsdämpfende Wirkung als Cortison und eine milde atemwegserweiternde Wirkung. Ihr Vorteil liegt in den geringen Nebenwirkungen und in der einfachen Verabreichung als Kau- bzw. Filmtablette, die einmal täglich erfolgt (am besten vor dem Abendessen). Sie helfen, Cortison einzusparen.

wichtig

Sollten die Asthmabeschwerden durch Montelukast jedoch nicht vollständig verschwinden, müssen inhalierbare Corticosteroide eingesetzt werden, um ein Fortschreiten der Entzündung und damit eine Verschlimmerung des Asthmas zu verhindern.

Montelukast bei Kindern und Jugendlichen: Auf Stufe 2 der Asthma-Stufentherapie (Seite 89) kann Montelukast anstatt eines inhalativen Cortisons eingesetzt werden. Bei Belastungsasthma von Kindern und Jugendlichen kann es auch als alleiniges Asthmamedikament eingesetzt werden. Auf Stufe 3 wird für

Kleinkinder zusätzlich zum inhalativen Cortison Montelukast empfohlen. Auf Stufe 4 kann Montelukast gemeinsam mit dem inhalativen Cortison sowie dem lang wirkenden Beta-2-Mimetikum gegeben werden.

Auch wenn es sicher verständlich ist, dass gerade bei Kindern Leukotrienantagonisten statt inhalierbarer Corticosteroide besonders gern eingesetzt werden, gilt, dass Letztere eine breitere antientzündliche Wirkung bei vertretbaren Nebenwirkungen aufweisen.

Montelukast bei Erwachsenen: Bei Erwachsenen wird Montelukast als Behandlungsoption genannt, die in begründeten Fällen ab Stufe 2 möglich ist. Die bisher vorliegenden Untersuchungen zeigen, dass inhalierbare Corticosteroide Mittel der ersten Wahl bleiben.

Anti-IgE-Therapie

Bei dieser Therapie (Xolair® der Firma Novartis) handelt es sich um gentechnologisch hergestellte (monoklonale) Antikörper gegen das Immunglobulin E (IgE), das eine Schlüsselrolle beim allergischen Asthma spielt. Das Präparat führt zur Inaktivierung des im Blut zirkulierenden IgE sowie zur Hemmung der IgE-Produktion in der Entzündungszelle (B-Lymphozyt).

Klinische Prüfungen konnten zeigen, dass asthmatische Reaktionen nach allergischer Provokation unter Anti-IgE-Therapie vermindert auftreten und dass Asthma-

Wirkung von Asthmamedikamenten (Einzelsubstanzen) im Vergleich

Substanzen	bronchialerweiternd	antientzündlich
inhalative Corticoide (z. B. Pulmicort®, Flutide®)	0	+++
Antileukotriene (z. B. Singulair®)	0	++
Cromoglicinsäure (z. B. Intal®)	0	+
Theophylline (z. B. Euphylong®)	+	(+)
Beta-2-Mimetika (z. B. Sultanol®, Berotec®, Oxis®)	+++	0
Anticholinergika (z. B. Atrovent®)	++	0
Anti-IgE (Xolair®)	0	++

0 = nicht wirksam, + = leicht wirksam, ++ = mäßig wirksam, +++ = stark wirksam

beschwerden, allergischer Schnupfen und Medikamentenverbrauch abnehmen. Nachteil ist, dass Anti-IgE nicht inhaliert oder als Tablette eingenommen werden kann, sondern regelmäßig – alle zwei bis vier Wochen – subkutan (unter die Haut) gespritzt werden muss. Auch ist diese Therapie sehr teuer.

Sie ist für Erwachsene sowie Kinder und Jugendliche ab sechs Jahren zugelassen. Bei Kindern von sechs bis zwölf Jahren muss ein schweres, dauerhaftes allergisches Asthma vorliegen. Dabei ist mittels Haut-Allergietest (Seite 45) eine erhöhte Empfindlichkeit gegenüber einem ganzjährigen inhalativem Allergen (z. B. Hausstaubmilben) nachzuweisen. Bei Kindern über zwölf Jahren und Erwach-

senen muss außerdem eine Lungenfunktionseinschränkung (FEV1 < 80 %) nachweisbar sein. Weitere Voraussetzung für die Anwendung dieser sehr kostspieligen Therapie mittels Spritzen ist, dass trotz maximaler Therapie mit den üblichen Asthmamedikamenten das allergische Asthma unkontrollierbar erscheint.

Es muss gesichert sein, dass das Asthma IgE-vermittelt, d. h. durch eine entsprechende Reaktion auf ganzjährige Allergene wie z. B. Hausstaubmilben oder Schimmelpilze auftritt. Es sollte nicht angewendet werden bei Patienten mit saisonalen Asthmabeschwerden, z. B. durch Pollen. Die Dosis wird nach den im Blut gemessenen IgE-Spiegeln sowie dem Körpergewicht berechnet.

Begleitende Medikamente und mögliche neue Wirkstoffe

Die Behinderung der Atmung durch Schleim spielt sowohl beim Asthma als auch bei der chronischen Bronchitis eine große Rolle. In der Regel wirkt eine regelmäßige antientzündliche Therapie mit inhalativen Steroiden bei Asthma ausreichend schleimlösend. Dieser Effekt kann noch verbessert werden durch Erhöhung der Trinkmenge.

Den Schleim lösen

Die Mobilisierung von Sekret kann durch physikalische Maßnahmen, z. B. eine Klopfmassage, weiter verbessert werden. Hilfreich sind Atemgeräte wie der Flutter VRP1® oder RC-Cornet®, deren Wirkung auf Schwingungen beruht, die während der Ausatmung im Gerät entstehen und auf die Atemwege übertragen werden. Dadurch kann der fest sitzende Schleim abgeschert und ausgehustet werden. Mehr noch als beim Asthma kommt diese Maßnahme bei der chronischen Bronchitis zur Anwendung.

wichtig

Schleimlösende Medikamente sollten Sie, wenn überhaupt, immer nur kurzfristig einsetzen.

Bei verstärkter Bildung von zähflüssigem Bronchialschleim kann die Therapie kurzfristig durch schleimlösende medikamentöse Wirkstoffe wie Acetylcystein oder Ambroxol ergänzt werden. Auch naturheilkundliche Schleimlöser wie Soledum®, Bronchicum® oder Gelomyrtol® können Ihnen helfen, wenn Sie stark verschleimt sind. Bei cineolhaltigen Medikamenten können Nebenwirkungen auftreten, insbesondere wenn Sie magenempfindlich sein sollten.

Keine Hustenstiller!

Der Hustenreflex ist ein wichtiger Abwehrreflex der Lunge, weil er uns erlaubt, Fremdkörper oder Staubpartikel aus den Atemwegen in den Mund-Rachen-Raum zu befördern. Daher ist ein hustenstillendes Medikament (Hustenblocker) generell nicht empfehlenswert. Zusätzlich führen hustenstillende Medikamente, insbesondere auch Codein, häufig zu einer weiteren Verfestigung des bei Asthma ohnehin schon zähen Bronchialsekrets.

Antibiotika

Antibiotika sind Medikamente zur Behandlung von bakteriellen Infektionen. Bei Virusinfekten sind sie wirkungslos. Bakterielle Infekte der Bronchien erkennt man gewöhnlich an der Verfärbung des Bronchialschleims. Gelblicher Schleim kann allerdings auch bei schweren allergischen, nicht bakteriellen Entzündungen entstehen durch den Zerfall der Entzündungszellen. Ihr Arzt muss deshalb darüber entscheiden, ob die Einnahme eines Antibiotikums sinnvoll ist.

Mögliche neue Wirkstoffe

Langwirksame Anticholinergika: Tiotropiumbromid (Spiriva) ist inzwischen ein wichtiger Baustein in der Therapie der COPD. Es wirkt wie alle Anticholinergika bronchialerweiternd. Im Jahr 2011 wurden die ersten großen Studien zur Wirksamkeit dieses Medikamentes auch beim Asthma veröffentlicht. Eine Zulassung für die Asthmatherapie gibt es bisher nicht. Aufgrund der günstigen Ergebnisse ist aber davon auszugehen, dass dieses Medikament schon bald auch für Asthma zugelassen wird. Ein entsprechender Antrag liegt den Behörden bereits vor.

Phosphodiesterase-4-Hemmer: Zu den Asthmamedikamenten, die sich derzeit in der Entwicklung befinden, gehören Substanzen, welche bestimmte Enzyme – Phosphodiesterasen (PDE) – hemmen. Bei den Phosphodiesterasen unterscheidet man 11 sogenannte Isoenzyme, die in verschiedenen Organen wie Herz, Muskulatur, Gehirn, Augen und Lunge vorkommen. Die PDE-4 lässt sich in der Lunge nachweisen, wo sie vermehrt bei entzündlichen Reaktionen freigesetzt wird. Die Hemmung der PDE-4 führt zu einer Reduktion der Entzündung im Bereich der Atemwege. Aufgrund der hohen Kosten und der möglichen Nebenwirkungen werden PDE-4-Hemmer wohl nicht als Basistherapie, sondern als zusätzliche Medikation bei schwer einstellbarem Asthma Verwendung finden. Der PDE-4-Hemmer Roflumilast (Präparat Daxas®) ist für die COPD bereits zugelassen. Eine Zulassung für die Asthmabehandlung ist aufgrund der Ergebnisse vorliegender Studien in naher Zukunft zu erwarten.

Anti-Interleukine (Anti-IL): Interleukine sind Botenstoffe des Immunsystems, wobei bestimmte Gruppen offenbar bei der Auslösung und Verstärkung der asthmatischen Entzündungsreaktion eine Rolle spielen. Substanzen, die für das Asthma bedeutsame Interleukine hemmen, sind Anti-IL-5 (Mepolizumab), Anti-IL-13 (Lebrikizumab) und Anti-IL-4 (Pitrakinra).

Interleukin 5 spielt offenbar eine wichtige regulatorische Rolle bei der Produktion, Differenzierung, Bereitstellung, Aktivierung und dem Überleben bestimmter weißer Blutkörperchen, der eosinophilen

Granulozyten. Vorliegende Studien sprechen dafür, dass Anti-IL-5 (Mepolizumab) in schweren Fallen eines sogenannten eosinophilen Asthmas hilfreich sein kann. Anti-IL-4 (Pitrakinra) hemmt seinerseits die Freisetzung eines Eiweißkörpers (Periostin), der zu einer Aktivierung von Th2-Lymphozyten führt, die beim schweren allergischen Asthma eine bedeutende Rolle spielen.

Die Zukunft der Asthmatherapie

Bis zu 60 Prozent der Patienten mit Asthma sind gut mit den derzeit verfügbaren Medikamenten eingestellt. Die Vorteile einer inhalativen Therapie mit Corticoiden (ICS) sowie bronchialerweiternden Beta-2-Mimetika sind unumstritten. In der nahen Zukunft werden diese Stoffgruppen als ultralangwirksame Präparate eingesetzt, die nur noch einmal täglich einzunehmen sind. Dies gilt auch für das o. g. langwirksame bronchialerweiternde inhalative Anticholinergikum Tiotropium. Es ist zu erwarten, dass man zukünftig Kombinationspräparate entwickeln wird, die eventuell auch alle drei Stoffgruppen enthalten. Die Asthmatherapie wird dann noch einfacher und sicherer.

Es ist anzunehmen, dass die Entwicklung der o. g. Anti-Interleukine sowie anderer entzündungshemmender systemischer Medikamente in Tabletten- oder Spritzenform eine weitere Verbesserung der Therapie, insbesondere der schwergradigen Asthmaformen, ermöglichen wird.

Neuere Untersuchungen sprechen dafür, dass die zusätzliche Gabe bronchialerweiternder Medikamente dem Umbau der Atemwege (engl. remodeling) entgegenwirkt. Offenbar reduzieren diese die Bildung von Botenstoffen wie TGF (Transforming Growth Factor) und Endothelin, die als Folge der mechanischen Reizung bei Atemwegsverengung aus Epithelzellen freigesetzt werden. Diese Botenstoffe stimulieren ihrerseits die Fibroblasten (Gewebszellen), die dann vermehrt Kollagen (Bindegewebe) bilden. Insofern wird die Verwendung bronchialerweiternder Medikamente eventuell zusätzlich an Bedeutung gewinnen. Andererseits werden derzeit große internationale Studien durchgeführt, weil es bei Verwendung von langwirksamen Beta-2-Mimetika zu gehäuften Komplikationen gekommen war. Die Ergebnisse dieser Studien sind abzuwarten, bevor ein endgültiges Urteil zu dieser Stoffgruppe möglich ist.

Es auch ist denkbar, dass in der weiteren Zukunft genanalytische Untersuchungen neue Medikamente entstehen lassen, welche sich direkt gegen die entsprechenden Rezeptoren in den Epithelzellen der Atemwege richten.

Entscheidungskriterien zur Asthmatherapie

Wie kann man entscheiden, welche der genannten Medikamente anzuwenden sind? Dazu wird beurteilt, ob das Asthma kontrolliert, teilweise kontrolliert oder unkontrolliert auftritt. Das Ziel ist natürlich ein kontrolliertes Asthma. Ist das noch nicht der Fall, wird nach einem Stufenschema die Therapie angepasst, um für jeden Patienten ein optimales Therapieergebnis zu erzielen.

Bisher wurde das Asthma anhand von Symptomen, des Ausmaßes der Atemwegsverengung sowie der Lungenfunktion in vier Schweregrade eingeteilt:
- vorübergehend auftretendes Asthma
- geringgradiges, anhaltendes Asthma
- mittelgradiges, anhaltendes Asthma
- schwergradiges, anhaltendes Asthma

Diese Einteilung hat sich nur für die Erstdiagnose Asthma, jedoch nicht für die Verlaufskontrolle bewährt, da neben dem Schweregrad der zugrunde liegenden Erkrankung auch das Ansprechen auf die Therapie in die Schwere eines Asthmas eingeht. Diese Schweregradeinteilung ist deshalb nur bei der Beurteilung eines Patienten, der (noch) keine Asthmamedikamente einnimmt, sinnvoll. Im Vergleich zur bisherigen Einteilung des Asthmas nach Schweregraden ist die Beurteilung der Asthmakontrolle für die langfristige Verlaufskontrolle und als Grundlage der Therapie (-anpassungen) geeigneter. Sie beruht auf klinisch leicht zu erfassenden Parametern, die sich am Beschwerdebild orientieren, nämlich:

- der Häufigkeit,
- der Dauer,
- ihren Auswirkungen auf den nächtlichen Schlaf,
- den körperlichen Einschränkungen,
- den Auswirkungen auf die tagsüber stattfindenden Aktivitäten,
- den Ergebnissen der Lungenfunktion und Peak-Flow-Messungen.

Das Ziel ist ein kontrolliertes Asthma

Entsprechend nationaler und internationaler Empfehlungen werden drei Grade der Asthmakontrolle unterschieden:
- Kontrolliertes Asthma

- Teilweise kontrolliertes Asthma
- Unkontrolliertes Asthma

Kontrolliertes Asthma: Ein kontrolliertes Asthma weist folgende Merkmale auf:
- Tagsüber bestehen weniger als zweimal pro Woche Beschwerden.
- Keine Einschränkung der körperlichen Belastbarkeit.
- Keine nächtlichen Beschwerden, kein Aufwachen wegen Atemnot.
- Weniger als zweimal wöchentlicher Gebrauch des Notfallsprays.
- Normale Lungenfunktion und normaler Peak Flow.

Teilweise kontrolliertes Asthma: Ein teilweise kontrolliertes Asthma weist eins der folgenden Merkmale auf:

- Tagsüber bestehen mehr als zweimal pro Woche Beschwerden.
- Einschränkung der körperlichen Belastbarkeit.
- Nächtliche Beschwerden, Aufwachen wegen Atemnot.
- Mehr als zweimal wöchentlicher Gebrauch des Notfallsprays.
- Lungenfunktion und Peak Flow weniger als 80 Prozent des Sollwerts.

Unkontrolliertes Asthma: Ein unkontrolliertes Asthma weist drei und mehr der oben angegebenen Merkmale auf.

Durch kurze und schnell zu beantwortende Fragebögen kann die Qualität der Asthmakontrolle leicht ermittelt werden. In englischsprachigen Regionen ist der Asthma Control Test (ACT) weit verbreitet

WISSEN

Welche Ziele hat die Asthmatherapie?

Die Therapie des Asthmas sollte folgende Ziele verfolgen (nach der Deutschen Atemwegsliga 2005 sowie Nationalen Versorgungsleitlinien Asthma 2011):
- Keine Beschwerden (Luftnot, Husten, nächtliches Erwachen)
- Keine Verschlechterung des Asthmas
- Keine Notfallbehandlungen
- Kein Bedarf an zusätzlichen rasch wirksamen bronchialerweiternden Medikamenten
- Keine Einschränkung der psychischen und physischen Leistungsfähigkeit
- Keine Komplikationen und Folgeschäden

- Verbesserung der gesundheitsbezogenen und asthmabezogenen Lebensqualität
- Normale Lungenfunktion und Peak-Flow-Werte
- Keine Nebenwirkungen durch Medikamente
- Keine krankheitsbedingte Beeinträchtigung der körperlichen, psychischen und geistigen Entwicklung von Kindern und Jugendlichen
- Reduktion der asthmabedingten Sterblichkeit

Grade der Asthmakontrolle (modifiziert nach der Deutschen Atemwegsliga 2011)

Kriterium (Die Angaben beziehen sich auf eine beliebige Woche innerhalb der letzten vier Wochen.)	kontrolliertes Asthma (alle Kriterien erfüllt)	teilweise kontrolliertes Asthma (ein bis zwei Kriterien innerhalb einer Woche erfüllt)	unkontrolliertes Asthma
Symptome tagsüber	**Erwachsene:** < 2 ×/Woche **Kinder/Jugendliche:** keine Symptome tagsüber	**Erwachsene:** > 2 ×/Woche **Kinder/Jugendliche:** Symptome tagsüber	Drei oder mehr Kriterien des »teilweise kontrollierten Asthmas« innerhalb einer Woche erfüllt.
Einschränkung von Aktivitäten im Alltag	nein	ja	
nächtliche/s Symptome/ Erwachen	nein	ja	
Einsatz einer Bedarfsmedikation/Notfallbehandlung	**Erwachsene:** < 2 ×/Woche **Kinder/Jugendliche:** keine Bedarfsmedikation nötig	**Erwachsene:** > 2 ×/Woche **Kinder/Jugendliche:** Bedarfsmedikation nötig	
Lungenfunktion (PEF oder FEV1)	normal	< 80 % des Sollwerts (FEV1) oder des persönlichen Bestwertes (PEF)	
Exazerbation*	nein	eine oder mehrere pro Jahr	eine pro Woche

* Jegliche Exazerbation in einer Woche bedeutet definitionsgemäß ein »unkontrolliertes Asthma«. Definition Exazerbation: Episode mit Zunahme von Atemnot, Husten, pfeifenden Atemgeräuschen und/oder Brustenge, die mit einem Abfall von PEF oder FEV1 einhergeht.

(www.asthmacontrol.com). Von diesem Text liegt auch eine deutsche Version zur Anwendung vor.

Ist ein Asthma nur teilweise oder gar nicht kontrolliert, ist eine Anpassung der Therapie nach dem Stufenschema erforderlich, das wir Ihnen ab Seite 89 in Text und Tabellen vorstellen.

Die Asthmabehandlung besteht aus der Pharmakotherapie und den nicht medikamentösen Maßnahmen. Es ist hervorzuheben, dass die medikamentöse Therapie regelmäßig durch die nicht medikamentösen Therapiemaßnahmen zu ergänzen ist. Ziel der Therapie mit Medikamenten ist die Unterdrückung der Entzündung und die Erweiterung der Bronchien mit entsprechender Besserung der Beschwerden sowie der Lebensqualität.

Die Grade zur Kontrolle dienen als Entscheidungshilfe, ob eine Anpassung der Therapie notwendig ist. Das Ziel der Asthmatherapie dabei ist, ein kontrolliertes Asthma zu erreichen bzw. es aufrechtzuerhalten. Zum Erreichen der Asthmakontrolle werden fünf verschiedene Therapiestufen festgelegt, welche wiederum verschiedene Therapieoptionen enthalten.

Langzeit- und Bedarfsmedikamente

Bei der Therapie des Asthmas unterscheidet man zwischen Langzeit- und Bedarfsmedikamenten:
- Langzeitmedikamente dienen der langfristigen Behandlung. Sie senken die erhöhte Entzündungsbereitschaft der Atemwege und erweitern sie dauerhaft.
- Bedarfsmedikamente werden nur bei Bedarf genutzt. Sie dienen zur raschen, nur kurz anhaltenden Bronchialerweiterung. Sie sind daher nur bei sehr leichtem Asthma bei Bedarf anzuwenden oder zusätzlich zur Langzeittherapie im Notfall einsetzbar.

wichtig

Zu häufige Einnahme von Bedarfsmedikamenten zeigt uns, dass diese Form der medikamentösen Therapie eben nicht ausreicht, das Asthma zu kontrollieren, und stattdessen Langzeitmedikamente anzuwenden sind.

Wenn Sie oder Ihr Kind nur eine sehr leichte Form der Erkrankung haben und asthmatische Beschwerden nur sehr selten auftreten, kann es ausreichend sein, lediglich sporadisch bei Beschwerden ein Bedarfsmedikament einzusetzen. Dies ist möglich, wenn nicht häufiger als zweimal pro Woche Asthmabeschwerden auftreten.

Bedarfsmedikamente

Die wichtigsten Bedarfsmedikamente sind inhalative, rasch wirkende Beta-2-Mimetika.
- Rasch, aber nur kurz wirkende Beta-2-Mimetika (SABA = Short Acting Beta Agonist):
  - Salbutamol (z. B. Sultanol®)
  - Terbutalin (z. B. Berotec®)
- rasch und zusätzlich lang wirkendes Beta-2-Mimetikum (RABA und LABA = Rapid and Long acting Agonist):
  - Formoterol

Weitere Bedarfsmedikamente (mit geringerer Wertigkeit):
- Als Bedarfsmedikament kann bei Kindern und Jugendlichen auch das

Ipratropiumbromid (Atrovent®) genutzt werden. Es ist rasch und kurz wirksam, aber im Vergleich mit den o. g. weniger stark bronchialerweiternd. Es gehört zur Gruppe der Anticholinergika und kann als Pulver oder Spray inhaliert werden. Mögliche Nebenwirkungen sind Husten, Mundtrockenheit und Anstieg der Herzfrequenz.

- Inhalatives kurz wirkendes Beta-2-Mimetikum (SABA) plus Anticholinergikum als fixe Kombination: Fenoterol plus Ipratropium (Berodual®).

Langzeitmedikamente

Zu den Langzeitmedikamenten gehören:
- inhalative Corticoide (ICS)
- inhalative lang wirkende Beta-2-Mimetika (LABA)
  - Formoterol
  - Salmeterol
- der Leukotrienrezeptorantagonist Montelukast (z. B. Singulair®)
- Kombinationspräparate aus ICS und LABA:

- Formoterol/Beclometason
- Formoterol/Budesonid
- Salmeterol/Fluticason

Weitere (nur in begründeten Fällen einzusetzende) Medikamente:
- systemische Corticoide
- monoklonale Antikörper: Omalizumab
- Theophylline (Präparate mit verzögerter Wirkstofffreisetzung)
- lang wirkende orale Beta-2-Mimetika (nur noch selten angewendet wegen stärkerer Nebenwirkungen im Vergleich mit inhalativen Präparaten)

Sofern notwendig sollte die Therapie mit inhalativen Corticoiden nicht nur bei Erwachsenen, sondern auch bei Kindern frühzeitig begonnen werden. Auch wenn nicht alle asthmabedingten Veränderungen der Atemwege auf Corticoide ansprechen, dürfte der frühzeitige Einsatz von inhalierbarem Cortison einer Zunahme der Asthmaerkrankung entgegenwirken.

Das Stufenschema für die Langzeittherapie

Die Stufeneinteilung hilft dem Arzt nach Diagnosestellung die optimale Kombination von Medikamenten zu verordnen, um Ihre Beschwerden rasch zu bessern. Jeder Stufe werden bestimmte Medikamente und Dosierungen zugeordnet. Wenn sich das Asthma unter der Therapie nicht bessert, sind die Präparate der nächst höheren Stufe anzuwenden. Mit der Stufentherapie wird die Minimalmenge an Medikamenten angestrebt, die zu einer völligen Beschwerdefreiheit führt. So kann die Medikation bei längerer Beschwerdefreiheit allmählich reduziert werden.

Gerade bei kleinen Kindern und Säuglingen ist die derzeitige Stufeneinteilung manchmal schwierig vorzunehmen, da diese ihre Beschwerden natürlich nicht präzise angeben können und die Lungenfunktion noch nicht sicher messbar ist. Es ist zu erwarten, dass in Zukunft auch Kriterien der bronchialen Entzündung z. B. mittels der FENO-Messung (Seite 42) in der Stufeneinteilung bzw. Therapiesteuerung berücksichtigt werden.

Wie oben ausgeführt unterscheidet man grundsätzlich eine Dauermedikation als

Basistherapie und eine Bedarfsmedikation zur sofortigen kurzfristigen Bronchialerweiterung. Aus den folgenden beiden Tabellen ersehen Sie, in welcher Stufe welche Medikamente für Erwachsene bzw. für Kinder erforderlich sind.

wichtig

Ihr Arzt sollte Ihnen einen schriftlichen Therapieplan erstellen, in dem Medikamenteneinnahme und Dosierungen sowie Maßnahmen für den Fall einer akuten Verschlechterung des Asthmas (Notfallplan) festgelegt sind.

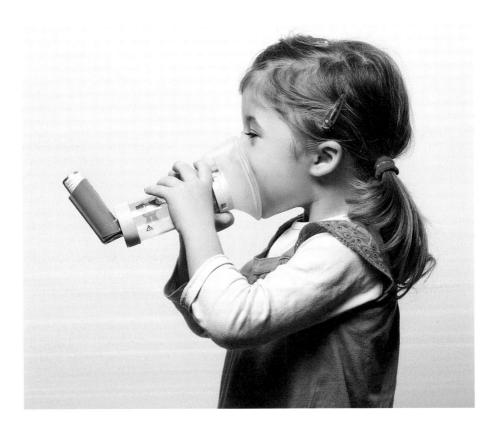

Stufenschema für die Asthma-Langzeittherapie bei Erwachsenen (gemäß der Versorgungsleitlinie Asthma 2011)

	Beschwerden	empfohlene Behandlung	weitere Behandlungsmöglichkeiten und Hinweise
Stufe 1	zeitweilige Beschwerden (1–2-mal/Woche)	schnell wirksames Betamimetikum als Spray oder Pulver	Bedarfsmedikament wird nur genommen, wenn es benötigt wird.
Stufe 2	Beschwerden mehrmals pro Woche oder ein schnell wirkendes Spray/Pulver wird mehrmals pro Woche benutzt	zusätzliche und regelmäßige Nutzung eines cortisonhaltigen Sprays oder Pulvers in niedriger Menge	Anstatt eines inhaltiven Cortisons kommt in begründeten Fällen Montelukast infrage.
Stufe 3	Beschwerden können nicht verhindert werden, obwohl regelmäßig ein cortisonhaltiges Spray oder Pulver mit niedriger Menge benutzt wird.	Menge des cortisonhaltigen Sprays oder Pulvers steigern oder zusätzlich zum cortisonhaltigen Spray/Pulver Benutzung eines lang wirksamen Betamimetikums	In begründeten Fällen kann statt dem lang wirkenden Betamimetikum Montelukast oder Theophyllin in Kombination mit dem inhaltiven Cortison eingesetzt werden. Lang wirkende Betamimetika sollen nur als Ergänzung zum inhaltiven Cortison genommen werden!
Stufe 4	Beschwerden können nicht verhindert werden, obwohl die Medikamente entsprechend Stufe 3 regelmäßig genommen wurden.	Menge des Cortisonsprays oder Cortisonpulvers steigern, während das lang wirksame Betamimetikum weiter wie zuvor benutzt wird.	In begründeten Fällen kann Montelukast und/oder Theophyllin zusätzlich zum inhaltiven Cortison und dem lang wirkenden Betamimetikum benutzt werden. In begründeten Fällen kann das lang wirkende Betamimetikum weggelassen und das Montelukast und/oder Theophyllin zusätzlich zum inhaltiven Cortison benutzt werden.
Stufe 5	andauernde Beschwerden trotz der Behandlung gemäß den vorherigen Stufen	Erst bei dieser schweren Form des Asthmas ist die zusätzliche Einnahme von Cortison in Tablettenform gerechtfertigt.	Bei sehr schwerem Asthma kann zusätzlich das Spritzen des Wirkstoffs Omalizumab unter die Haut erwogen werden.

Stufenschema für die Asthma-Langzeittherapie bei Kindern und Jugendlichen (gemäß der Versorgungsleitlinie Asthma 2011)

	Beschwerden	empfohlene Behandlung	weitere Behandlungsmöglichkeiten und Hinweise
Stufe 1	zeitweilige Beschwerden (1–2-mal/Woche)	schnell wirkendes Betamimetikum als Spray/Pulver	Medikament, das nur bei Bedarf genommen wird.
Stufe 2	Beschwerden mehrmals/Woche oder Bedarfsmedikament wird mehrmals/Woche benutzt	zusätzliche und regelmäßige Nutzung eines cortisonhaltigen Sprays oder Pulvers in niedriger Menge	Anstatt eines inhaltiven Cortisons kommt in begründeten Fällen Montelukast infrage.
Stufe 3	Beschwerden können nicht verhindert werden, obwohl regelmäßig ein cortisonhaltiges Spray oder Pulver mit niedriger Menge benutzt wird.	Zusätzlich zum cortisonhaltigen Spray/Pulver wird bei Kleinkindern Montelukast empfohlen, bei älteren Kindern dagegen zusätzlich ein lang wirkendes Betamimetikum. Gleichermaßen ist es möglich, inhalatives Cortison ohne weitere Medikamente, aber in erhöhter Dosis zu nutzen.	Lang wirkende Betamimetika sollen nur als Ergänzung zum inhaltiven Cortison genommen werden!
Stufe 4	Beschwerden können trotz der regelmäßigen Nutzung der Medikamente entsprechend Stufe 3 nicht verhindert werden.	Das inhalative Cortison kann gemeinsam mit Montelukast oder einem lang wirkenden Betamimetikum genommen werden. Ebenso ist es möglich, die Menge des inhaltiven Cortisons nochmals zu steigern.	
Stufe 5	andauernde Beschwerden trotz der Behandlung gemäß den vorherigen Stufen	Erst bei dieser schweren Form des Asthmas ist die zusätzliche Einnahme von Cortison in Tablettenform gerechtfertigt.	Bei Kindern ab 6 Jahren mit sehr schwerem Asthma kann das Spritzen des Wirkstoffs Omalizumab unter die Haut erwogen werden. Zusätzlich kann in begründeten Fällen Theophyllin eingesetzt werden.

Wann und wie muss Ihre Therapie angepasst werden?

Falls sich nach einer vierwöchigen Therapie mit einem bestimmen Einnahmeschema Ihrer Medikamente noch keine ausreichende Besserung ergeben hat, müssen Sie unbedingt erneut Ihren Arzt aufsuchen. Ihr Arzt wird gemeinsam mit Ihnen das bisherige Behandlungskonzept überdenken und überprüfen, ob Sie die Medikamente regelmäßig eingenommen haben und die richtige Inhalationstechnik anwenden. Gegebenenfalls überprüft er auch nochmals die Diagnose.

Wann muss Ihre Dauermedikation erhöht werden? Ihre Dauermedikation muss erhöht werden, wenn:

- unter der momentanen Therapie noch Symptome vorhanden sind oder
- vermehrt die Bedarfsmedikation (z. B. > 4 x pro Tag) benötigt wird oder
- eine Einschränkung der Lungenfunktion besteht.

Die Änderung der Dosierung erfolgt stufenweise, wobei z. B. beim Asthmanotfall auch das Überspringen einzelner Stufen möglich ist.

Wann kann Ihre Dauermedikation reduziert werden? Ihre Dauermedikation kann verringert werden, falls über drei Monate eine optimale Asthmakontrolle erzielt wurde. Die Reduktion darf immer nur um eine Stufe erfolgen, z. B. von Stufe 3 auf 2 bzw. von Stufe 2 auf 1.

Den Peak Flow selbst messen

Zur Beurteilung des Asthma-Schweregrades wird auch stets der Peak Flow herangezogen. Gerade in Phasen mit instabilem Asthma sollten Sie mehrmals am Tag Ihren Peak Flow selbst messen, in einem Tagebuch dokumentieren und gegebenenfalls Ihre Medikamente anpassen.

Der Spitzenfluss oder Peak Flow beruht auf folgender Erkenntnis: Je enger die Bronchien sind (also je schlechter das Asthma auf die Behandlung anspricht), desto niedriger ist die maximal erreichbare Ausatmungsgeschwindigkeit. Der Sollwert bzw. Normalwert des Peak Flow ist abhängig von Größe, Gewicht, Alter und Geschlecht. Er sinkt mit dem Alter. Ihr Arzt wird Ihnen Ihren idealen Peak Flow nennen. Wichtig ist dabei nicht allein der absolute Wert, sondern der von Ihnen erreichte Wert im Zustand völliger Beschwerdefreiheit. Dieser Wert wird als »persönlicher Bestwert« bezeichnet und dient Ihnen persönlich als anzustrebender Idealwert. Ihr Asthma sollte grundsätzlich so gut eingestellt sein, dass Sie immer Ihren bestmöglichen Peak Flow erreichen.

Ein Peak-Flow-Tagebuch führen. Ihre Peak-Flow-Werte tragen Sie regelmäßig in ein Tagebuch ein, das Sie von Ihrem Hausarzt oder vom Lungenfacharzt erhalten. Auf

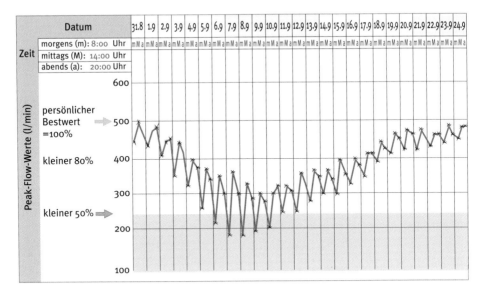

▲ Peak-Flow-Protokoll

diese Weise können Sie Tages-, Wochen- und Monatsprofile erstellen. Es lässt sich dann ablesen, zu welchen Zeiten Ihr Asthma noch nicht optimal eingestellt ist. In Rücksprache mit dem Arzt lässt sich die Therapie entsprechend ändern. Versuchen Sie, Ihre Peak-Flow-Werte immer zu den gleichen Tageszeiten – am besten frühmorgens und abends vor Einnahme der Medikamente – zu ermitteln, weil die Bronchien zu verschiedenen Tageszeiten unterschiedlich eng sind. Ursache ist der Biorhythmus des Menschen. Darunter versteht man die rhythmische tageszeitliche Veränderung verschiedener Körperfunktionen, z.B. durch unterschiedliche Hormonspiegel im Blut. So sinken beispielsweise die Blutspiegel der körpereigenen Hormone Adrenalin und Cortison in der Nacht. Dies erklärt, warum Asthmabeschwerden oft während der Nacht bzw. in den frühen Morgenstunden auftreten.

TIPP

So messen Sie Ihren Peak Flow

- Stellen/setzen Sie sich aufrecht hin.
- Schieben Sie den Anzeigeschieber des Geräts auf den Nullpunkt.
- Nun holen Sie tief Luft, umschließen das Mundstück des Peak-Flow-Meters fest mit Ihren Lippen und atmen kurz mit maximaler Kraft durch das Gerät aus. So als wollten Sie eine Kerze ausblasen.
- Lesen Sie nun auf der Skala Ihren Peak Flow ab. Wiederholen Sie diesen Vorgang, damit Sie auch wirklich Ihren bestmöglichen Wert ermittelt haben. Den höheren Wert tragen Sie bitte in Ihr Peak-Flow-Tagebuch ein.
- Die Peak-Flow-Kontrollen sollten an verschiedenen Tagen mehrfach zur gleichen Tageszeit (z. B. morgens zwischen 6 und 8 Uhr sowie abends zwischen 18 und 20 Uhr) durchgeführt werden. Besonders bei instabilem Krankheitsverlauf ist eine regelmäßige, viermal tägliche Messung ratsam: extra um 8, 12, 18 und 22 Uhr.

Wie funktioniert das Ampelschema?

Das Ampelschema hilft Ihnen bei der Beurteilung Ihrer Peak-Flow-Werte. Es ist eine zuverlässige Methode, mit der Sie die Einstellung Ihres Asthmas überwachen können, um gegebenenfalls Ihre Medikamente anzupassen.

Ähnlich wie bei einer Verkehrsampel wird Ihren Peak-Flow-Werten – abhängig davon, ob sie weitgehend normal, leicht oder deutlich vermindert sind – eine grüne, gelbe oder rote Farbe zugeordnet.

Grün: Sind die Werte normal bzw. innerhalb 80–100 Prozent Ihres besten Peak Flow, also Ihres persönlichen Bestwertes, befinden Sie sich im grünen Bereich. Ihre Bronchien sind nicht wesentlich verengt und die bestehende Therapie braucht daher nicht geändert zu werden.

Gelb: Sollten Sie nur 50–80 Prozent Ihres besten Peak Flow erreichen, sind Sie im gelben Bereich. Die Bronchien sind verengt und entzündet. Ursache kann ein Infekt, Allergenkontakt oder eine nicht regelmäßig durchgeführte Therapie Ihres Asthmas sein. Sie müssen jetzt reagieren, um einen Anfall zu verhindern. Dazu gehört, dass Sie Ihre Medikamentendosis erhöhen, was Sie jedoch vorher mit dem Arzt absprechen sollten. Gewöhnlich wird die Dosis sowohl der bronchialerweiternden als auch der antientzündlich wirksamen Medikamente gesteigert.

wichtig

Liegen Ihre Peak-Flow-Werte im Rotbereich des Ampelschemas, müssen Sie umgehend handeln. Es droht ein schwerer Asthmaanfall.

Rot: Liegen Ihre Peak-Flow-Werte unterhalb der 50-Prozent-Marke und somit im roten Bereich, können Sie davon ausgehen, dass die bronchiale Entzündung sowie die Verengung Ihrer Atemwege stark ausgeprägt sind. In diesem Fall sollten Sie nicht nur Ihre Medikation sofort erhöhen, son-

dern auch umgehend einen Arzt aufsuchen. Der rote Bereich zeigt klar, dass Sie völlig unzureichend eingestellt sind. Ein schwerer Asthmaanfall steht unmittelbar bevor. Sie müssen unverzüglich handeln.

Gewöhnlich entsprechen die wahrnehmbaren Beschwerden in etwa Ihren Peak-Flow-Werten, d. h. im grünen Bereich sind Sie beschwerdefrei, im gelben Bereich besteht mäßige und im roten Bereich deutliche Atemnot. Die körperliche Belastbarkeit ist hier spürbar vermindert.

Das Ampelschema im Überblick

Farbe	Peak-Flow-Wert	Befinden	Was ist zu tun?
● freie Fahrt	80–100 % Ihres persönlichen Bestwertes	Tagsüber selten Luftnot, keine Atemnot nachts. Kaum Husten und Auswurf. Das Notfallspray kommt nicht zum Einsatz. Sie sind körperlich normal belastbar.	Sie können alles so lassen, evt. Medikamente reduzieren, sofern von Ihrem Arzt empfohlen.
● Achtung!	50–80 % Ihres persönlichen Bestwertes	Tagsüber häufiger Luftnot, zudem Atemnot nachts. Husten und Auswurf tritt verstärkt auf. Das Notfallspray kommt zum Einsatz. Sie sind körperlich weniger belastbar. Eventuell treten Anzeichen eines Infektes auf.	Sie müssen reagieren, indem Sie Ihre Medikation erhöhen (s. Asthmastufentherapie Seite 89), um eine weitere Verschlechterung zu verhindern.
● Stopp, Notfall droht	‹ 50 % Ihres persönlichen Bestwertes	Tagsüber und nachts Atemnot, Husten und Auswurf. Das Notfallspray kommt oft zum Einsatz, bringt aber wenig Erleichterung. Sie sind körperlich nicht mehr belastbar. Das Sprechen wird mühsam. Eventuell sind Anzeichen eines Infektes vorhanden.	Ein Anfall droht. Erhöhen Sie die Medikamente (siehe auch Asthmanotfall Seite 103) und suchen Sie unverzüglich Ihren Arzt auf.

Ein Beispiel: Liegt Ihr Peak-Flow-Wert trotz Einnahme von zweimal einem Hub eines inhalierbaren Cortisons im gelben Bereich, müssen Sie etwas unternehmen. Eine Möglichkeit ist es, die Dosis Ihres inhalierbaren Cortisons zu verdoppeln, also zweimal zwei Hübe täglich zu inhalieren. Alternativ kann es auch sinnvoll sein, zusätzlich ein lang wirksames Beta-2-Mimetikum zweimal täglich zu inhalieren und die Dosis des inhalierbaren Cortisons bei zweimal einem Hub zu belassen. Schon im Vorfeld sollten Sie mit Ihrem Arzt besprechen, wie im Fall einer Verschlechterung die medikamentöse Asthmatherapie anzupassen ist. In welcher Reihenfolge und wie Sie die einzelnen Asthmamedikamente höher dosieren, können Sie auch aus dem Stufenplan zur Asthmatherapie ablesen (Seite 89). Ein umfassende Information, wie im Bedarf die Medikamente an den Schweregrad Ihrer Erkrankung angepasst werden, erhalten Sie in einer strukturierten Patientenschulung zum Beispiel im Rahmen des DMP Asthma (Seite 108).

Kontrollieren Sie im weiteren Verlauf stets, ob die von Ihnen ergriffenen Maßnahmen zu einer Besserung Ihres Peak Flow geführt haben. Besprechen Sie die Änderung der Peak-Flow-Werte und Ihrer Medikamentendosis in der nächsten Sprechstunde mit Ihrem Arzt.

Die verschiedenen Inhalationssysteme

Asthmamedikamente werden bevorzugt mittels Inhalation verabreicht. Diese Form der Anwendung hat gegenüber der systemischen Therapie mit Tabletten, Saft, Tropfen oder Spritzen zwei entscheidende Vorteile.

- Durch die Inhalation gelangen die Medikamente direkt an den Ort des Krankheitsgeschehens, also in die Atemwege.
- Da bei dieser Anwendungsform deutlich weniger an Wirkstoff notwendig ist als bei der systemischen Therapie, kann das Risiko von Nebenwirkungen stark verringert werden.

Aus diesen Gründen ist bei Asthma die inhalative Therapie der systemischen grundsätzlich vorzuziehen. Dabei lassen sich die notwendigen bronchialerweiternden und antientzündlichen Medikamente technisch auf unterschiedliche Art und Weise inhalieren.

▶ Bei der Inhalation gelangt der Wirkstoff direkt an den Ort des Geschehens: die Atemwege. Nur ein geringer Prozentsatz wird aus der Lunge ins Blut aufgenommen und erreicht damit den gesamten Körper. Bei der Einnahme einer Tablette oder der Injektion des Wirkstoffs, wird dieser über den Blutkreislauf im gesamten Körper verteilt.

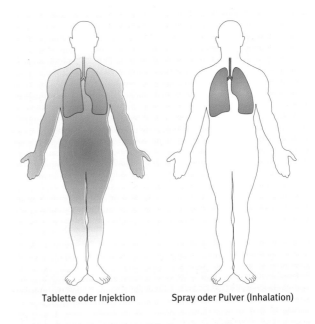

Tablette oder Injektion   Spray oder Pulver (Inhalation)

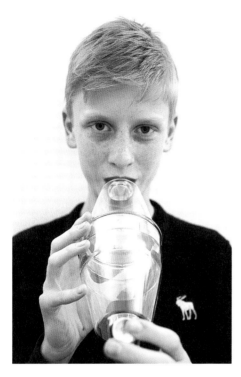

▲ Die Verwendung einer Inhalationshilfe (Spacer) kann vor allem bei Kindern sinnvoll sein.

dikaments sind zurzeit vier verschiedene Systeme gebräuchlich:

- Pulverinhalatoren
- Treibgas-Dosieraerosole
  - atemzuggesteuert
  - nicht atemzuggesteuert
- Düsen- und Ultraschallvernebler
- Respirationsgeräte mit druckgesteuerter Atemhilfe

Inhalationshilfen: Zu den nicht atemzuggesteuerten Treibgas-Dosieraerosolen gibt es zusätzlich sogenannte Inhalationshilfen. Auch der englische Ausdruck Spacer ist bei uns geläufig. Es gibt sie mit oder ohne Ventil. Inhalationshilfen verbessern die Behandlung des Asthmas mit einem Dosieraerosol auf zwei Arten:

1. Die oft schwierige Koordination zwischen dem Auslösen eines Hubs und der gleichzeitigen tiefen Einatmung entfällt,
2. Die Austrittgeschwindigkeit des Medikaments wird erheblich gebremst und es kann sich besser in den Atemwegen verteilen.

Die zur Inhalation geeigneten Medikamente liegen als Pulver, Treibgase oder Flüssigkeiten vor. Zur Inhalation des Me-

Bei den neueren HFA-Präparaten wie z.B. Foster® und Inuvair® ist eine Inhalationshilfe in der Regel nicht notwendig.

Vor- und Nachteile der Inhalationssysteme

Am häufigsten werden Treibgas-Dosieraerosole und Pulverinhalatoren eingesetzt. Bei Kleinkindern und sehr alten Menschen kann wegen des geringen Einatemsogs die Aufnahme des Wirkstoffes

bei Verwendung von Pulverinhalatoren vermindert sein. In diesem Fall empfehlen wir Düsen- oder Ultraschallvernebler, die eine verbesserte Verteilung des Medikaments in der Lunge ermöglichen. Dies

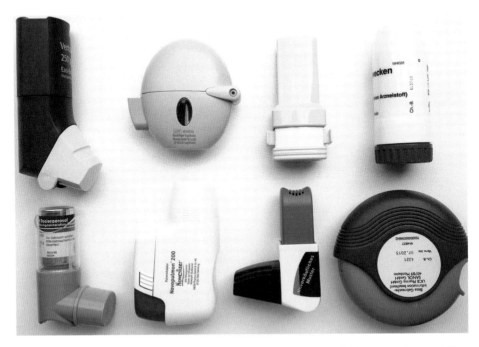

▲ Die verschiedenen Asthmamittel werden mit unterschiedlichen Inhalationssystemen inhaliert. Welches Gerät Ihr Arzt empfiehlt, richtet sich überwiegend nach Ihrem Alter sowie dem Schweregrad Ihrer Erkrankung. Er wird natürlich auch berücksichtigen, mit welchem Gerät Sie am besten zurechtkommen.

kann bei schweren Asthmaformen sehr hilfreich sein, zumal gleichzeitig die Atemwege befeuchtet und der Schleim gelöst werden können. Bei schwerem kindlichem Asthma ist manchmal die druckgesteuerte Inhalation über ein Respirationsgerät notwendig. Diese Maßnahme verhindert durch Verwendung von positivem Druck in der Ausatemphase das Zusammenfallen (Kollabieren) der kleinen Atemwege,

verbessert die Aufnahme von Sauerstoff und vermindert die Atemarbeit. Durch eine relativ schwierige Inhalationstechnik (Koordination von tiefer Einatmung und Drücken des Dosiersprays) gelangt beim normalen Treibgas-Spray oft nur ein kleiner Teil des Wirkstoffes in die Lunge. Dieser Nachteil gegenüber Pulverinhalatoren wird aufgehoben bei Verwendung von atemzuggesteuerten Dosieraerosolen wie dem Autohaler®.

Bei Verwendung der gebräuchlichen HFA-Sprays (Sprays, die chlorfreie Hydrofluoralkane enthalten) entsteht ein feiner Wirkstoffnebel, welcher bei atemzuggesteuerter Inhalation zu einer guten und gleichmäßigen Verteilung der Wirksubstanz auch in den kleineren Atemwegen führt.

Inhalationssysteme für Kinder: In Abhängigkeit vom Alter sind unterschiedliche Inhalationssysteme für Kinder geeignet:

‹ 2 Jahre: Düsenvernebler mit Kompressor oder evtl. Dosieraerosol mit Spacer und Maske

2–4 Jahre: Dosieraerosol mit Spacer und/oder Düsenvernebler mit Kompressor

› 4 Jahre: Dosieraerosol mit Spacer oder Pulverinhalator oder Düsenvernebler mit Kompressor (z. B. bei akuten Verschlechterungen)

› Jugendliche (›12 Jahre) lehnen Inhalationshilfen eher ab. Meist sind sie in der Lage, Dosieraerosole ohne Spacer oder Pulverinhalatoren zu benutzen.

Vor- und Nachteile der wichtigsten Inhalationssysteme

Inhalationssystem	Vorteile	Nachteile
Pulverinhalator	sichere Anwendung, leicht erlernbar, sehr gute Deposition, keine Treibgase, kein Kältereiz, sehr geringe Nebenwirkungen	nicht bei Kindern unter 3–4 Jahren möglich, da geringe Einatmungsgeschwindigkeit, z. T. feuchtigkeitsempfindlich
Treibgas-Dosieraerosol (DA)	für alle Substanzen verfügbar, feuchtigkeitsunabhängig	gute Mitarbeit erforderlich, Anwendung oft fehlerhaft, Deposition nicht optimal
Treibgas-Dosieraerosol mit Inhalierhilfe (Spacer)	geringere Deposition im Rachen, bessere Verteilung in den Bronchien, weniger Nebenwirkungen als DA, auch für Kleinkinder geeignet	Wirkstoffverlust bei später Einatmung, unhandlich, Spacer oft nicht passend bei Verwendung von DA anderer Hersteller
Treibgas-Dosieraerosol, atemzuggesteuert	bessere Koordination, bessere Verteilung in den Bronchien, geringe Ablagerung im Rachen, weniger Nebenwirkungen als DA, feuchtigkeitsunabhängig	stärkerer Atemsog notwendig
Düsenvernebler oder Kompressor	sehr gute Koordination, leicht erlernbar, sehr gute Deposition, Anfeuchtung der Atemwege (gute Sekretlösung), Substanzkombination möglich	höherer Zeitbedarf, höhere Kosten, Risiko der Überdosierung, größerer Hygienebedarf, sehr unhandlich
IPPB (intermitt. Überdruckinhalation)	sehr hohe Deposition, gleichzeitige Sauerstoffgabe möglich, Befeuchtung der Atemwege	höherer Zeitbedarf, deutlich höhere Kosten, sehr unhandlich, großer Hygienebedarf

(modifiziert nach W. Nowak, K. Wahle)

101

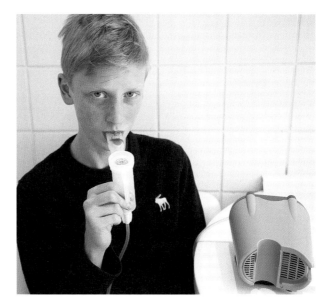

▶ Durch die Feuchtinhalation mit einem Vernebler (Pari Boy) gelangen die Medikamente früher und schneller in die Atemwege; dieses Inhalationssystem ist daher insbesondere bei einem Asthmaanfall geeignet.

Erlernen der richtigen Inhalationstechnik

Egal welches der unterschiedlichen Inhalationssysteme Ihnen Ihr Arzt verschreibt, ist es sehr wichtig, die richtige Inhalationstechnik zu erlernen. Lassen Sie sich diese genau erklären und trainieren Sie die Technik unter Anleitung in der Praxis. Hierzu stehen meist Probegeräte oder entsprechende Trainingsgeräte, die Fehler automatisch anzeigen, zur Verfügung.

Auf der Homepage der Atemwegsliga finden Sie unter dem Stichwort »richtig inhalieren« für jedes Inhalationssystem ein kurzes Video, welches die Technik der Inhalation noch einmal erläutert. Es lohnt sich, dort einmal reinzuschauen (www.atemwegsliga.de).

Inhalieren Sie keine heißen Dämpfe!

Für Nichtasthmatiker wird häufig, insbesondere bei Erkältungskrankheiten, die Inhalation heißer Wasserdämpfe empfohlen. Für Sie ist das aber nicht geeignet, da der heiße Dampf einen (physikalischen) Reiz darstellt, auf den Ihre Bronchien mit einer Verengung reagieren können. Diese kann sich noch verstärken, wenn z.B. in der Inhalationsflüssigkeit ätherische Öle wie Menthol oder Eukalyptus gelöst werden. Bei der Inhalation mit Extrakten der Kamille kann es bei einigen Asthmatikern zu einer allergischen Reaktion auf die Heilpflanze kommen.

Therapie eines Asthmaanfalls

Asthma ist nicht nur eine chronische, d.h. lebenslange Erkrankung, sondern auch eine wechselhafte. Mal gibt es Zeiten, in denen man glaubt, das Asthma sei völlig verschwunden. Dann kommen wie aus heiterem Himmel wieder Episoden ausgeprägter Asthmabeschwerden. Typische Auslöser sind allergische oder physikalische Reize wie Pollen oder nasse, kalte Luft, Atemwegsinfekte und manchmal auch starke psychische Belastungen. Ebenfalls kann eine unregelmäßige Einnahme der erforderlichen Medikamente einen Asthmaanfall provozieren.

Woran erkennen Sie einen Asthmaanfall?

- Die Beschwerden wie Husten und Auswurf nehmen zu. Der Schleim wird zäher und kann nur mühsam abgehustet werden.
- Bei körperlicher Belastung tritt Atemnot auf, Sie können nicht Ihre gewohnten Tätigkeiten ausführen.
- Sie brauchen mehr von Ihrem Notfallspray, dem rasch wirksamen Beta-2-Mimetikum, um die Atemnot zu bekämpfen.
- Im Peak-Flow-Protokoll sinken die Werte. Die Peak-Flow-Ampel schaltet auf Gelb oder sogar Rot.
- Nachts wachen Sie mit Husten und Atemnot auf. Dies kommt besonders in den frühen Morgenstunden zwischen 2 und 6 Uhr vor.

Sie haben Zeichen eines Virusinfektes mit Fieber, Schüttelfrost, Gliederschmerzen, Schnupfen, allgemeiner Abgeschlagenheit und zunehmendem Husten.

Es müssen nicht alle Anzeichen gleichzeitig auftreten. Schon bei einem dieser Warnsymptome sollten Sie aufmerksam werden und rechtzeitig reagieren. Asthmaanfälle werden in zwei Schweregrade eingeteilt: einen leichten bis mittelschweren Anfall und einen schweren bis lebensbedrohlichen Anfall. Die jeweiligen Merkmale und Maßnahmen für Erwachsene und Kinder sind auf den folgenden Seiten zusammengefasst.

Akuter Asthmaanfall beim Erwachsenen

Merkmale und Maßnahmen für einen akuten Asthmaanfall bei Erwachsenen (nach der Deutschen Atemwegsliga 2005).

Leichter bis mittelschwerer Anfall
Merkmale:
- Kurzatmigkeit
- Sprechen normal
- Erhöhte Atemfrequenz (< 25/min)

- Erhöhter Puls (< 110/min)
- Erniedrigte Peak-Flow-Werte (> 50%
  des Soll- oder Bestwertes)

Behandlung:
- 2–4 Hübe eines rasch wirksamen Beta-
  2-Mimetikums inhalieren, möglichst
  über Inhalierhilfe
- Atemerleichternde Lagerung (sitzend,
  Unterarme unterlagert), Lippenbremse
- Nach 10 Minuten Peak-Flow-Kontrolle
- Bei fehlendem Anstieg der Peak-Flow-
  Werte nochmals 2 Hübe des rasch wirk-
  samen Beta-2-Mimetikums plus Corti-
  son, am besten als Tablette (25–50 mg
  Prednisolon)
- Kontrolle des Peak Flow nach
  10 Minuten
- Keine Besserung: sofort den Notarzt
  (Feuerwehr) rufen

Schwerer bis lebensbedrohlicher Anfall

Merkmale:
- Ausgeprägte Luftnot beim Sprechen
- Deutlich verminderter Peak Flow
  (< 50% vom Soll- oder Bestwert)
- Deutlich erhöhte Atemfrequenz
  (> 25/min)
- Deutlich erhöhter Puls (> 110/min)

Behandlung:
- Beta-2-Mimetikum: 2–4 Hübe
- 2–4 Hübe Ipratropium
- Cortisontablette (50–100 mg Predni-
  solon)
- Lippenbremse, atemerleichternde
  Stellung (s.o.)
- Peak-Flow-Kontrolle
- Sofern keine Besserung: Notarzt
  (Feuerwehr) rufen

Akuter Asthmaanfall bei Kindern

Merkmale und Maßnahmen für einen
akuten Asthmaanfall bei Kindern über
zwei Jahren (nach der Deutschen Atemwegsliga 2005).

Leichter bis mittelschwerer Anfall

Merkmale:
- Kurzatmigkeit
- Mühevolles Sprechen
- Erhöhte Atemfrequenz (< 30/min)
- Erhöhter Puls (< 120/min)
- Erniedrigte Peak-Flow-Werte (< 80%
  des Soll- oder Bestwertes)

Behandlung:
- Rasch wirksames Beta-2-Mimetikum
  inhalativ: 2–4 Hübe, möglichst mit
  Inhalierhilfe alle 20 Minuten
- Lippenbremse, atemerleichternde
  Stellung
- Nach 20 Minuten Peak-Flow-Kontrolle
- Bei fehlendem Anstieg der Peak-Flow-
  Werte: nochmals zwei Hübe des rasch
  wirksamen Beta-2-Mimetikums plus
  Cortison 1 mg/kg Körpergewicht oral
  insgesamt drei Tage
- Weitere Kontrolle des Peak-Flow-
  Wertes
- Keine Besserung: sofort den Notarzt
  (Feuerwehr) rufen

Schwerer Anfall

Merkmale:
- Unvermögen zu sprechen oder Nahrung
  aufzunehmen
- Deutlich verminderter Peak Flow
  (< 50% vom Soll- oder Bestwert)

- Deutlich erhöhte Atemfrequenz (> 30/ min), bei 2–5 Jahren > 40/min
- Deutlich erhöhter Puls (> 120/min) bei 2–5 Jahren > 130/min

Behandlung:

- Beta-2-Mimetikum: 2 Hübe alle zehn Minuten, insgesamt maximal 4–8 Hübe
- Bei mangelndem Ansprechen zusätzlich wiederholt Ipratropiumbromid: 20 µg/Hub als Dosieraerosol oder 250 µg Dosierung als Fertiginhalat
- Cortison 2 mg/kg Körpergewicht Prednisolon i.v./oral insgesamt 3 Tage
- Lippenbremse, atemerleichternde Stellung
- Sofort den Notarzt (Feuerwehr) rufen

Einen Asthmanotfall verhindern

Nur eine korrekte Anwendung eines Inhalationsgerätes führt zu dem gewünschten Erfolg. Es ist deshalb für jeden Asthmatiker ratsam, im Rahmen einer Patientenschulung die Technik der Inhalation zu überprüfen und zu optimieren. Jedes Medikament für die Atemwege kann nur dann wirken, wenn es am richtigen Ort in den Bronchien landet. Die Krankenkassen bieten strukturierte Behandlungspro-gramme für Asthmatiker an. Schreiben Sie sich für dieses Programm ein. Eine Schulung gehört automatisch dazu.

Um einen Asthmanotfall zu verhindern, ist es wichtig, seine Erkrankung im Griff zu behalten. Dabei hilft Ihnen das Peak-Flow-Meter. Durch regelmäßige Messungen zwei- bis viermal täglich und Eintragung der Werte in das Asthmatagebuch wissen Sie jederzeit, wo Sie im Moment mit Ihrer chronischen Erkrankung stehen. Abweichungen nach unten von mehr als 20 Prozent kündigen eine Verschlechterung frühzeitig an. Jetzt müssen Sie reagieren. In Ihrem Asthmatagebuch kann Ihr Arzt vermerken, welche Medikamente jetzt zusätzlich eingenommen werden sollten. Auch dies können Sie in einer ambulanten Patientenschulung erlernen (Seite 95).

wichtig

Sie beugen einem Asthmanotfall vor, indem Sie:
- Ihre Medikamente regelmäßig einnehmen,
- richtig inhalieren,
- regelmäßig den Peak Flow messen und auf Warnzeichen (Seite 103) achten.

Selbsthilfe-Maßnahmen beim Asthmaanfall

Im Notfall sollten Sie vor allem Ruhe bewahren! Setzen Sie sich bequem hin, am besten in eine atemerleichternde Stellung. Versuchen Sie, ruhig und gleichmäßig in den Bauch zu atmen. Bei dieser Zwerchfellatmung tritt der Bauch bei Einatmung hervor. Setzen Sie beim ruhigen Ausatmen die Lippenbremse ein. Messen Sie unbedingt Ihren Peak Flow, um die Situation richtig einschätzen zu können.

Vorboten eines Asthmaanfalls

Ein Asthmaanfall kündigt sich häufig innerhalb weniger Tage, manchmal auch innerhalb weniger Stunden an. Achten Sie unbedingt auf folgende typische Zeichen:

- Abfall und verstärkte Schwankungen der Peak-Flow-Werte
- zunehmende Luftnotbeschwerden, besonders nachts
- verminderte körperliche Belastbarkeit
- Bronchitis-Beschwerden mit Husten
- vermehrter, häufig gefärbter Auswurf
- vermehrt zähflüssiges Bronchialsekret
- erhöhter Verbrauch von Asthma-Medikamenten

Unbedingt einnehmen: Beta-2-Mimetika

Bei Auftreten von akuten Asthmabeschwerden sollten Sie sofort ein rasch wirksames bronchialerweiterndes Medikament inhalieren. Am stärksten sind die Beta-2-Mimetika. Nehmen Sie zunächst zwei Hübe ein. Inhalieren Sie tief und achten Sie auf eine ruhige Bauchatmung (Zwerchfellatmung, Seite 27).

Inhalationsgerät zur Feuchtinhalation

Wenn Sie über ein elektrisches Inhalationsgerät zur Feuchtinhalation (z. B. Pariboy) verfügen, kann auch dies zur Inhalation des bronchialerweiternden Beta-2-Mimetikums benutzt werden. Insbesondere bei Kindern ist diese Maßnahme von Vorteil, weil eine höhere Dosis auch in die kleinen Atemwege gelangt und eine Befeuchtung der Bronchien sowie eine bessere Verteilung des Medikaments in der Lunge gewährleistet ist.

Achten Sie auch bei Verwendung der Feuchtinhalation auf eine tiefe, ruhige Atmung. Bei Erwachsenen sollte die Feuchtinhalation nicht über eine Gesichtsmaske, sondern über einen Mundansatz erfolgen, um unnötige Verluste des Medikaments in der Nasenschleimhaut zu verhindern.

Bei Besserung: inhalative Corticoide

Sofern sich die Beschwerden unter der genannten Medikation bessern, haben

Sie einen Asthmaanfall erfolgreich abgewehrt. Die Verschlechterung zeigt Ihnen jedoch, dass sich Ihre Atemwege in einer instabilen Phase befinden. Sie sollten zusätzlich die Dosis Ihrer inhalativen Steroide verdoppeln. Obwohl sie keine Sofortwirkung haben, tragen sie im weiteren Verlauf zur Stabilisierung bei.

Bei fehlender Besserung: Cortison als Tablette

Bei einem akuten Asthmaanfall und fehlender Besserung durch die Inhalation von Beta-2-Mimetika muss Cortison als Tablette verabreicht werden. Cortisontabletten wirken bereits nach etwa 30 Minuten, die volle Wirkung ist nach zwei Stunden zu erwarten. Die einmalige Gabe von Cortison auch in hoher Dosis (bis zu 100 mg Prednisolon) ist gewöhnlich unproblematisch. In schwersten Fällen kann Ihnen der Arzt oder Notarzt auch eine Cortisonspritze in die Vene geben, wobei auch hier ein Wirkungseintritt frühestens nach 30 Minuten zu erwarten ist. Zäpfchen werden nur bei Babys und Kleinkindern gegeben.

Überdosierung vermeiden!

Eine Überdosierung der Notfallpräparate ist unter allen Umständen zu vermeiden. Fragen Sie Ihren Arzt, welche Mengen Sie auch im äußersten Notfall nicht überschreiten dürfen, und halten Sie sich unbedingt an seine Empfehlungen. Bei kurz wirksamen Beta-2-Mimetika wie Salbutamol (z. B. Sultanol®) oder Terbutalin (z. B. Aerodur) sollte die Dosis von acht bis zehn Hüben täglich nicht überschritten werden. Lang wirksame Beta-2-Mimetika mit raschem Wirkungseintritt wie Formoterol (z. B. Oxis 12 µg), sollten in einer maximalen Dosis von sechs Hüben täglich eingenommen werden. Bei niedrigem Körpergewicht und Neigung zu Herzrhythmusstörungen kann jedoch bereits diese Dosis zu unerwünschten Nebenwirkungen führen.

Strukturierte Behandlungsprogramme

Ihre Krankenkassen bieten Ihnen in Kooperation mit Ihrem Hausarzt und Lungenfacharzt die Möglichkeit, an strukturierten Behandlungsprogrammen (DMP) für Ihre chronische Asthmaerkrankung teilzunehmen. Neben einer ausführlichen Untersuchung mit Messung der Lungenfunktion erfolgt eine intensive Beratung und vor allem auch eine strukturierte ambulante Patientenschulung (NASA). Erkundigen Sie sich bei Ihrem Hausarzt oder Lungenfacharzt nach diesen Behandlungsprogrammen und schreiben Sie sich ein!

Die Inhalte der Behandlungsprogramme unterliegen hohen Qualitätsanforderungen, die regelmäßig von einer neutralen Stelle überprüft werden. Eine ausführliche schriftliche Dokumentation aller Daten ermöglicht es, Sie bestmöglich bei der Bewältigung Ihrer chronischen Erkrankung zu unterstützen und Sie z. B. an regelmäßige Kontrollen zu erinnern.

Gleichzeitig ist aber auch Eigeninitiative gefordert. Dazu gehören zum Beispiel ein der Krankheit angepasster Lebensstil wie das Aufgeben einer eventuell bestehenden Nikotinabhängigkeit und regelmäßiges körperliches Training. Dies und weitere Hinweise lesen Sie im folgenden Text.

Alle Themen der Asthmaschulung sind in diesem Buch vollständig und ausführlich nachzulesen. Besonders viel Wert wird bei den Schulungen auf praktische Informationen zur Verwendung der Asthmamedikamente sowie zu den Maßnahmen beim Asthmaanfall gelegt. Viele Dinge werden einem klarer in einer Gruppe von Betroffenen. Auch wenn man glaubt, schon alles zu wissen oder zu können, lernt man bei jeder Schulung etwas hinzu. Dazu gehört beispielsweise die Dosisanpassung der Medikamente ebenso wie die korrekte Peak-Flow-Messung.

Weitere Therapiemöglichkeiten

Die wichtigste Maßnahme im Kampf gegen Asthma ist und bleibt das Meiden der individuellen Auslöser, ein Schwerpunkt im nächsten Kapitel. In diesem Unterkapitel erfahren Sie das Wichtigste über die Aussichten einer Hyposensibilisierung, über Klima- und Kuraufenthalte sowie alternative Therapien, die die Behandlungsmöglichkeiten und den Umgang mit der Krankheit Asthma ergänzen.

Hyposensibilisierung

Sinngemäß ist »weniger empfindlich machen« die Übersetzung für Hyposensibilisierung. Ihre Wirkung entspricht in etwa der einer Impfung. Dabei werden ansteigende Mengen jener Substanz zugeführt, auf die Sie allergisch reagieren. Ziel jeder Hyposensibilisierung ist, dass Ihr Körper sich allmählich an die krank machende Substanz gewöhnt. Der Arzt spricht von einer kausalen Therapie, mit der man versucht, die Ursache (lat.: causa) – in diesem Fall die krankhafte Empfindlichkeit – zu beseitigen und nicht die von ihr hervorgerufenen Beschwerden bzw. Symptome.

Der Wirkmechanismus der Hyposensibilisierung ist bislang nicht völlig geklärt. Man weiß jedoch, dass diese Art der Behandlung, beispielsweise durch die Bildung bestimmter Botenstoffe (Zytokine), die Bildung der Eiweißantikörper (Immunglobuline E) reduziert. Letztere sind mitverantwortlich für die Auslösung allergischer Beschwerden.

Wie wird eine Hyposensibilisierung durchgeführt?

Durch spezielle Herstellungsverfahren werden die Allergene (z. B. aus den Pollen) herausgelöst und zur Impfbehandlung als standardisierter Extrakt aufbereitet, wobei jede Ampulle exakt die gleiche Menge an Allergenen enthält. Meist sind dies hochkomplexe Eiweißverbindungen, deren Reinheit und Sterilität einer strengen Kontrolle unterliegen. Eine Hyposensibilisierung dauert normalerweise drei Jahre. Bleibt die Wirkung aus oder kommt es gar zu stärkeren Nebenwirkungen, ist die Behandlung vorzeitig zu beenden.

Bei der Hyposensibilisierung spritzt Ihnen der Arzt kleine Mengen der allergisierenden Substanz unter die Haut (subkutan). Bei der sublingualen und oralen Immuntherapie werden kleine Mengen des Allergens unter die Zunge getropft oder geschluckt. Beim subkutanen Spritzen wird eine leichte Hautreaktion angestrebt. Die Dosis wird nun in regelmäßigen Intervallen, z. B. täglichen, wöchentlichen oder monatlichen Abständen, Schritt für Schritt gesteigert. Ziel ist es, den Körper an das Allergen zu gewöhnen und damit eine überschießende Reaktion (Allergie) zu vermeiden.

Die sublinguale und orale Immuntherapie ist praktisch nebenwirkungsfrei und kann zu Hause durchgeführt werden. Die subkutane Hyposensibilisierung ist etwas wirkungsvoller, aber auch nebenwirkungsreicher. Sie sollte daher nur in der Arztpraxis erfolgen.

Wie sind die Erfolgsaussichten?

Bei einer erfolgreichen Impfbehandlung bessern sich die allergischen Beschwerden wie z. B. Heuschnupfen oder Asthma. Manchmal verschwinden diese sogar vollständig. Leider ist dies nur der Idealfall, sodass Ihr Arzt entscheiden muss, ob eine Hyposensibilisierung für Sie sinnvoll ist.

wichtig

Eine Hyposensibilisierung hat größere Erfolgsaussichten, wenn die allergischen Beschwerden erst seit Kurzem bestehen, die Allergene nur zu einer bestimmten Jahreszeit auftreten und das Allergiespektrum nicht zu breit gestreut ist.

Die Erfolge sind unterschiedlich: Besonders gut wirkt die Hyposensibilisierung bei Allergien auf Wespen- oder Bienenstiche. Die Erfolgsaussichten bei einer Allergie auf Pollen liegen um etwa 60–70 Prozent und bei Hausstaubmilben um 50 Prozent. Das liegt daran, dass einerseits die Impfstoffe nicht rein genug sind und andererseits nicht alle wichtigen Allergene erfasst werden können.

Sinnvoll ist die Hyposensibilisierung insbesondere bei schwerem Heuschnupfen, sofern dieser im Lauf der Jahre zugenommen hat und mit den üblichen antiallergischen Medikamenten nicht ausreichend unter Kontrolle zu halten ist. Der relativ häufige Etagenwechsel der Allergie (25 Prozent nach zehn Jahren!) kann oft verhindert oder zumindest gebremst werden. Unter Etagenwechsel versteht man, dass der Heuschnupfen (Nase) eine »Etage« tiefer (Bronchien) rutscht und daraus Asthma entsteht.

Eine Hyposensibilisierung zur Therapie von Neurodermitis (atopisches Ekzem) oder einer Nahrungsmittelallergie ist nicht sinnvoll. Auch bei einer Allergie auf Schimmelpilze bleibt sie meist erfolglos.

Bei Allergien auf Tierhaare oder -schuppen (Seite 119) wird nur in Ausnahmefällen geimpft, etwa bei Tierärzten oder Inhabern von Zoohandlungen. Eine räumliche Trennung vom allergieauslösenden Tier sowie vorbeugende Maßnahmen führen gewöhnlich zu einer ausreichenden Besserung der Allergiesymptome. Eine Hyposensibilisierung mit Hausstaubmilbenextrakt sollte immer von einer häuslichen Hausstaubmilbensanierung (Seite 122) begleitet werden.

Grundsätzlich erspart eine Hyposensibilisierung nicht die Notwendigkeit einer Expositionsprophylaxe, d.h. dass Sie die Allergieauslöser, so weit es möglich ist, meiden. Ihr Arzt wird die Risiken und Erfolgsaussichten, insbesondere vor dem Hintergrund der hohen Kosten einer solchen Therapie und Ihres Aufwands gemeinsam mit Ihnen abwägen. Bei sorgfältiger Beurteilung des Einzelfalls ist die Impfbehandlung eine sinnvolle Ergänzung zur Behandlung des allergischen Asthmas.

Wichtige Vorsichtsmaßnahmen

Da bei der subkutanen Impftherapie unter Umständen erhebliche Nebenwirkungen auftreten können, müssen am Tag der Impfung entsprechende Vorsichtsmaßnahmen eingehalten werden.

Die subkutane Hyposensibilisierung führt durch die Stimulation körpereigener Abwehrmaßnahmen im Idealfall zu einer Gewöhnung an das Allergen. Es können jedoch erhebliche Nebenwirkungen auftreten bis hin zu schwerem Asthmaanfall und allergischem Kreislaufschock mit Bewusstlosigkeit. Als Folge der Hyposensibilisierung sind sogar Todesfälle dokumentiert. Fieber und körperliche Anstrengung können durch den gesteigerten Blutfluss zur schnelleren Aufnahme der gespritzten Allergene führen.

> **TIPP**
>
> ### Worauf Sie achten sollten
>
> - Vermeiden Sie sportliche Aktivitäten am Tag der Hyposensibilisierung.
> - Verschieben Sie die Behandlung bei fieberhaften Erkrankungen.
> - Verlassen Sie die Praxisräume erst eine halbe Stunde nach der Spritze, um bei Komplikationen sofortige Gegenmaßnahmen einleiten zu lassen.
> - Antiallergische Medikamente (Antihistaminika) haben eine schützende Wirkung bei hoch empfindlichen Patienten.
> - Berichten Sie Ihrem Arzt unbedingt vor jeder Impfbehandlung über vorhergehende Begleiterscheinungen und lokale Hautreaktionen.

Kur- und Klimabehandlungen

Kurbehandlungen bei Asthma empfehlen sich immer dann, wenn durch den Aufenthalt eine Beruhigung der Psyche und eine Verminderung der Asthma auslösenden Faktoren gewährleistet sind. Die speziellen Therapien, die im Rahmen einer Kur durchgeführt werden (z.B. Asthmaschulungen, Atemgymnastik, gezielte Bewegung etc.), sind für den Asthmatiker stets von großem Nutzen.

Bei allergischem Asthma sind Orte besonders günstig, in denen die Allergenbelastung minimal ist. Daher ist für Hausstaubmilben-Allergiker insbesondere das Hochgebirge und für Pollenallergiker das Meer geeignet. Pollenallergiker sollten ihren Kurort nach den regionalen Jahreszeiten ausrichten. Kuren an der Nordsee (z. B. Insel Sylt) wirken sich durch das Meeresklima zusätzlich günstig aus. Ein entsprechender Antrag bei der Krankenkasse oder Berufsgenossenschaft muss natürlich auch vom Schweregrad des Asthmas abhängig gemacht werden.

Andere alternative Behandlungen

Alternative Behandlungsansätze stehen momentan bei vielen Patienten hoch im Kurs. Leider sind nur wenige wirksam und dies auch meist nur gering. Daher sollten Sie genau hinschauen, wenn Ihnen schnelle Heilung (für viel Geld) versprochen wird.

Heilpflanzen: Es gibt eine Reihe von Heilpflanzen, die Sie als Schleimlöser bei Asthma einsetzen können. Dazu zählen u. a. Fenchel, Minzöl und Thymian. Lindernd und dämpfend auf den Hustenreiz wirken Spitzwegerich, Isländisch Moos, Malven- und Lindenblütentee. Gegen Krampfhusten sind vor allem bei Kindern Sonnentaukraut oder Efeublätter erfolgreich. Bei Erkältungen werden Holunder- und Lindenblütentee empfohlen. Ein Ersatz der in diesem Buch beschriebenen antientzündlichen und bronchialerweiternden Asthmatherapie ist damit jedoch nicht gegeben. Wenn man zugunsten der naturheilkundlichen oder homöopathischen Medikamente vollkommen auf diese verzichtet, droht ein Fortschreiten des asthmatischen Entzündung.

Akupunktur bei leichtem Asthma: Leichte Formen von Asthma lassen sich durch Akupunktur lindern. Verschiedene Untersuchungen belegen, dass bei richtig angewandter Akupunktur die Atemwegswiderstände um bis zu 20 Prozent gebessert werden können. Bei höhergradigem Asthma allerdings ist sie als alleinige Therapie nicht ausreichend, weil sie keinen Einfluss auf das ursächliche Entzündungsgeschehen hat.

Für folgende alternative Therapien konnte in kontrollierten Studien keine sichere Wirksamkeit nachgewiesen werden:

Bioresonanztherapie: Hierbei sollen durch ein spezielles Gerät krank machende elektromagnetische Schwingungen identifiziert und dem Körper entzogen werden.

Bachblüten: Bei dieser Anwendung werden die Blüten wild wachsender Pflanzen in Quellwasser gelegt, wobei die mit Alkohol und Wasser verdünnte Flüssigkeit vom Patienten tropfenweise eingenommen wird.

Sauerstoff-Mehrschritt-Therapie: Bei dieser von Professor von Ardenne, einem Physiker, entwickelten Therapieform atmet der Patient kurzzeitig hoch konzentrierten Sauerstoff ein. Ziel ist es, den Sauerstoffdruck im arteriellen Blut anzuheben. Dies gelingt nur so lange, wie Sauerstoff eingeatmet wird, weil dieser im Körper nicht gespeichert werden kann. Es sind somit keine Langzeiteffekte zu erwarten; innerhalb kurzer Zeit stellen sich wieder die Ausgangswerte des Blutsauerstoffdruckes her.

wichtig

Die Sauerstoff-Mehrschritt-Therapie sollte nicht verwechselt werden mit einer Sauerstofflangzeittherapie, die bei fortgeschrittener Lungenkrankheit, beispielsweise einer Lungenüberblähung mit entsprechendem Sauerstoffmangel, eingesetzt wird.

Eigenblutbehandlung: Hier wird Blut einer Vene entnommen und an anderer Stelle des Körpers, etwa in den Gesäßmuskel, wieder eingespritzt. Durch diesen unspezifischen Reiz sollen die Abwehrkräfte mobilisiert und so das Immunsystem stimuliert werden. Da bei dieser Therapie erhebliche, den gesamten Körper betreffende Unverträglichkeitsreaktionen (z. B. Schwindel, Kopfschmerz, Fieber, Schock

oder auch Lokalreaktionen wie Bluterguss und Spritzenabszess) auftreten können, ist eine kritische Beurteilung angebracht.

Ozontherapie: Dies ist eine Variante der Eigenblutbehandlung, wobei eine kleine Menge Blut unter ultravioletter Bestrahlung mit Sauerstoff angereichert und dann intravenös gespritzt wird. Mögliche Nebenwirkungen: Gerinnselbildung mit Lungenembolie sowie Unverträglichkeitsreaktionen.

Neuraltherapie: Sie beruht auf der Hypothese, dass Erkrankungen durch Störfelder anderer Körperregionen wie Zähne oder Gaumenmandeln hervorgerufen werden. Durch lokale Behandlung dieser Störfelder soll die Organerkrankung beeinflusst werden. Bei Injektionen in schwer zugängliche Störfelder können jedoch direkte Schäden sowie allergische Reaktionen ausgelöst werden.

Frischzellentherapie: Hier werden Zellen oder Zellbestandteile aus tierischen Geweben meist unter die Haut gespritzt. Man erhofft sich eine Stimulierung des Immunsystems. Schwere allergische Reaktionen auf Fremdeiweiße bis hin zum Schock werden beschrieben, sodass auch von dieser Methode abzuraten ist.

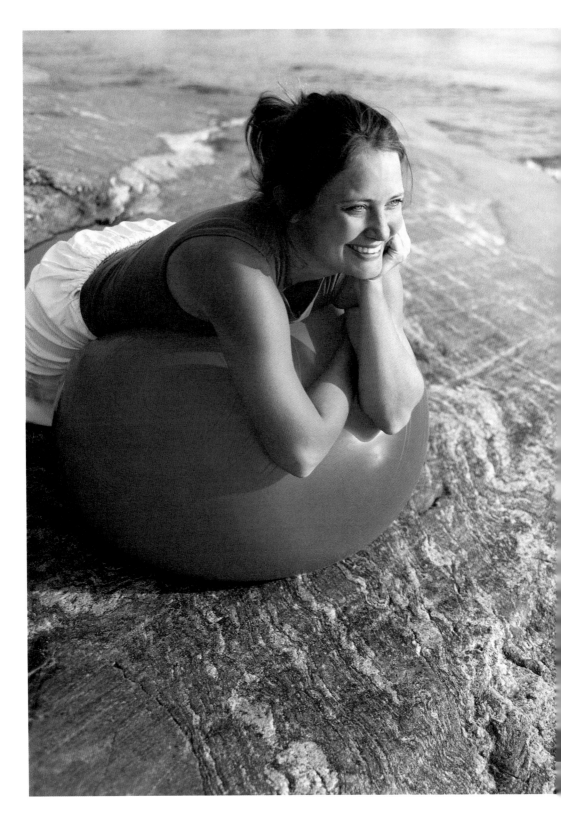

Was Sie selbst tun können

Neben der richtigen Medikamenten-anwendung gibt es noch zahlreiche Selbsthilfemaßnahmen im Kampf gegen Asthma. Die wichtigste ist, Asthmaauslöser zu meiden. Lesen Sie, wie dies am besten gelingt. Außerdem lernen Sie spezielle Atem-übungen kennen. Auch Yoga, Sport und die richtige Ernährung können Ihnen helfen, Ihr Asthma erfolgreich zu kontrollieren.

Meiden Sie Ihre Auslöser

Im vorherigen Kapitel wurde es schon angesprochen: Jede wirksame Asthmatherapie stützt sich auf zwei Pfeiler – zum einen auf die ärztliche Beratung und medikamentöse Therapie, zum anderen auf die eigene Lebensführung und Ihre Bereitschaft, sich aktiv an der Kontrolle der Erkrankung zu beteiligen. Nur wenn sich beides optimal ergänzt, ist eine erfolgreiche Behandlung möglich.

Die großen wissenschaftlichen Fortschritte der letzten Jahrzehnte, vor allem im Bereich der inhalativen Corticoide, dürfen nicht darüber hinwegtäuschen, dass es sich hierbei um eine Therapie handelt, die an den Symptomen, nicht jedoch an den Ursachen der Erkrankung ansetzt.

Eine elementare Maßnahme liegt im Vermeiden der Auslöser, welche die Beschwerden hervorrufen: Expositionsprophylaxe – das große Thema dieses Kapitels. Dabei ist es gleichgültig, welcher Art die Auslöser sind, ob tierischer, pflanzlicher, chemischer oder physischer Herkunft. Grundsätzlich sollten Sie allen asthmaauslösenden oder -verstärkenden Situationen aus dem Weg gehen! Gewöhnen Sie sich an, auf die Luft zu achten, die Sie einatmen! Stellen Sie sich

TIPP

So beugen Sie vor

- Sie sollten weder aktiv noch passiv rauchen.
- Versuchen Sie, Allergene zu reduzieren (z. B. Hausstaubmilben) oder zu meiden (z. B. Pollen).
- Meiden Sie unnötige Schadstoffbelastungen der täglichen Umgebung (Arbeitsplatz, Industrie, Klimaanlage, Autoabgase).
- Bei Vorliegen einer Überempfindlichkeit sollten Sie keine Acetylsalicylsäure (Aspirin®) oder nicht steroidale Antirheumatika (NSAR) einnehmen (Seite 58).
- Führen Sie regelmäßig Atemübungen und wenn möglich Entspannungsübungen (z. B. Yoga, Seite 138) durch.
- Reduzieren Sie Stress im Alltag so weit wie möglich.
- Treiben Sie regelmäßig Sport.
- Stärken Sie die Infektabwehr durch gesunde Ernährung und Lebensführung (Seite 140).

einfach häufiger die Frage: »Wie ist die Luft beschaffen, die ich gerade atme?«. Das hilft Ihnen, für potenzielle Auslöser sensibler zu werden.

Dazu zählt auch, dass Sie nicht allergische Reize (z. B. Rauchen/Passivrauchen) umgehen. Vor allem durch Rauchen wird den Allergenen der Angriff auf die Schleim-

häute leicht gemacht. Junge Menschen sollten bei ihrer Berufswahl die möglichen speziellen Auslöser berücksichtigen.

Aber Achtung: Dies gilt nicht für sportliche Betätigungen! Bei Anstrengungsasthma empfiehlt es sich, einige Minuten vor dem Sport ein bronchialerweiterndes Medikament zu inhalieren.

Wie Sie sich vor Pollen schützen können

Ein Pollenkorn ist die männliche Zelle, die für die Fortpflanzung der Pflanzensamen notwendig ist. Es wird aus der Pflanze freigesetzt und durch Wind (Windbe-

▼ Pollenflugkalender: wichtiges Hilfsmittel für Pollenallergiker

stäuber) oder durch Insekten (Insektenbestäuber) transportiert.

Typische Pollenallergene sind:
- Baumpollen
- Gräser- und Getreidepollen
- Kräuterpollen

Gesamtdeutscher Pollenflugkalender

© Stiftung Deutscher Polleninformationsdienst
Charitéplatz 1, 1011 / Berlin

(nach Pollenflugdaten von 2007 bis 2011)

	Dez.	Jan.	Feb.	März	April	Mai	Juni	Juli	Aug.	Sept.	Okt.	Nov.
Hasel												
Erle												
Pappel												
Weide												
Esche												
Hainbuche												
Birke												
Buche												
Eiche												
Kiefer												
Gräser												
Spitzwegerich												
Roggen												
Brennessel												
Beifuß												
Traubenkraut												

■ Hauptblüte
▨ Vor- und Nachblüte
☐ mögliches Vorkommen

www.pollenstiftung.de

Mit freundlicher Unterstützung von ᕲ NOVARTIS

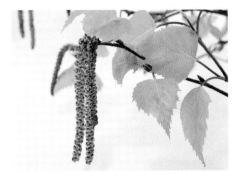

▲ Gegen Birkenpollen sind viele Menschen allergisch.

Gräser sind in der westlichen Welt die häufigste Ursache von Heuschnupfen. Zwischen den meisten Grasarten gibt es Kreuzreaktionen. Aufgrund der strukturellen Ähnlichkeit der Graspollen besteht daher gleichzeitig eine Allergie auf mehrere Gräsersorten (z. B. Lieschgras, Weidelgras und Knäuelgras). In den USA sind die Gebirgszeder sowie die Zypresse sowie die aufrechte Ambrosie (Ragweed) und in Japan die japanische Zeder von großer Bedeutung für die Entwicklung von Pollenallergien. Besonders die aufrechte Ambrosie breitet sich zunehmend auch in Deutschland aus.

Während an kalten, regnerischen Tagen die Anzahl der Gräserpollen niedrig ist, nimmt die Pollenbelastung bei windiger, warmer und trockener Luft zu. Pollen werden nur tagsüber freigesetzt: Am Morgen und am späten Nachmittag ist die Pollenzahl am höchsten.

Wenn Sie wissen wollen, welche Pollen bei Ihnen die größte Rolle spielen, können

Sie auf der Internetseite der Pollenstiftung Hilfe finden (www.pollenstiftung.de). Hier wird ein elektronisches Pollentagebuch angeboten, in das Sie Ihre Beschwerden, die verwendeten Medikamente und Ihren Aufenthaltsort eingeben können. Die Pollenstiftung teilt Ihnen dann kostenlos mit, welche Pollen am wahrscheinlichsten für Ihre Beschwerden verantwortlich sind.

Was Sie beachten sollten

- Halten Sie sich nicht unnötig im Freien auf: Verzichten Sie auf Spaziergänge in der Umgebung von blühenden Bäumen, Getreidefeldern und Rasenflächen.
- Halten Sie die Fenster während des Pollenflugs geschlossen, besonders wenn es draußen weht.
- Lüften Sie zur richtigen Tageszeit:
  - in ländlichen Gegenden am Abend (maximale Pollenbelastung in frühen Morgenstunden),
  - in Großstädten am Morgen (max. Pollenbelastung am Abend).
- Legen Sie Ihre im Freien getragenen Kleidungsstücke möglichst nicht im Schlafzimmer ab.
- Duschen Sie vor dem Schlafengehen, um Pollen an Haut und Haaren zu beseitigen.
- Schließen Sie Autofenster und -schiebedach während des Pollenflugs.
- Lassen Sie nach Möglichkeit eine Klimaanlage und einen Pollenschutzfilter ins Auto einbauen.
- Verbringen Sie Ihren Urlaub in pollenarmen Gegenden (also entweder im Hochgebirge oder an der See).

Typische Kreuzreaktionen zwischen Pollen und Nahrungsmitteln

Pollen	Nahrungsmittel
Baumpollen (Birke, Erle, Hasel, Eiche, Buche)	Kernobst (z. B. Äpfel, Birne)
	Steinobst (z. B. Pflaume, Aprikose, Pfirsich, Kirsche)
	Kiwi
	Nüsse (z. B. Haselnuss, Paranuss, Walnuss, Erdnuss, Mandel, Kürbiskerne)
	Gemüse (z. B. Sellerie, Karotten, Kartoffel)
	Gewürze (z. B. Curry, Anis u. a.)
Beifuß	Gemüse (z. B. Sellerie, Karotte, Kamille, Petersilie, Paprika, Sonnenblumenkerne, Gurke, Melone)
	Gewürze (z. B. Pfeffer, Kümmel, Muskat, Ingwer, Zimt)
Gräser- und Roggenpollen	Soja (z. B. Sojabohne, Sojamehl, Sojamilch)
	Getreidemehl, Erdnuss, Kartoffel, Tomate

Kreuzreaktionen auf Nahrungsmittel

Kreuzallergien bestehen nicht nur innerhalb der Pflanzenfamilien. Pollenallergiker können wegen der ähnlichen Struktur der Allergene auch auf bestimmte Nahrungsmittel allergisch reagieren, wie die obige Tabelle zeigt, z. B. können Baumpollen- und Nussallergie gemeinsam auftreten.

Was Sie über Tierallergien wissen sollten

Allergien auf Tiere sind die zweithäufigste Ursache einer Inhalationsallergie. Bei den großen Säugetieren sind meist nicht nur die Haare, sondern auch Hautschuppen (Epithelien) und Speichelbestandteile Auslöser der Allergie. Bei den kleinen Säugetieren wie Mäusen, Ratten oder Meerschweinchen ist der Urin häufig Auslöser der Unverträglichkeit. Oft liegt gleichzeitig eine Allergie auf verschiedene Tierrassen vor, z. B. auf Katzen, Hunde und Meerschweinchen. Typische Anzeichen sind hier gerötete Augen, Fließschnupfen, Niesattacken und Asthma bei Kontakt mit den entsprechenden Tieren.

Welche Tierallergien treten auf?

Katzen: Die »Katzenallergie« ist die häufigste Tiersensibilisierung in Europa. Mehr als die Hälfte aller Tierallergiker reagiert auf Katzen. Die Überreaktion wird durch den Speichel der Katze hervorgerufen. Weniger stark allergisierend wirken Katzenhaare, -schuppen sowie -exkremente.

119

Andere Nagetiere: Allergien auf Ratten und Mäuse sind bei etwa 30 Prozent der Allergiker nachweisbar. Besonders stark allergisierend ist der Urin dieser Nagetiere. Betroffen sind häufig Menschen, die mit solchen Versuchstieren arbeiten.

Pferde: In ländlichen Regionen ist die Allergie auf Pferde die zweithäufigste Säugetiersensibilisierung.

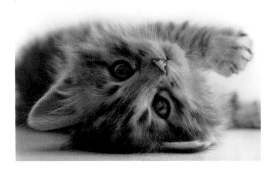

▲ Katzen lösen am häufigsten eine Tierallergie aus.

Hunde: Etwa ein Viertel aller Tierallergiker zeigt eine entsprechende Reaktion auf Hunde. Die Sensibilisierung ist häufig rassenspezifisch, man ist also nur allergisch auf eine bestimmte Hunderasse. Überwiegend verursachen Hundeschuppen, weniger dagegen Hundehaare oder -exkremente die Allergie.

Meerschweinchen: Obgleich Meerschweinchen als potente Allergieauslöser gelten, sind Sensibilisierungen in den letzten Jahren rückläufig, wohl weil sie jetzt als Haustier seltener gehalten werden. Zu Allergien bei Laborpersonal kommt es jedoch häufig, sofern Meerschweinchen z. B. bei Tierexperimenten verwendet werden.

Vögel: Sie haben eine eher geringe Allergenpotenz, obgleich sie neben Asthma weitere sehr schwere Lungenerkrankungen (z. B. eine Lungenbläschenentzündung) auslösen können, die dem Krankheitsbild einer Lungenentzündung ähneln. Wichtigste Allergenquelle bei Vogelsensibilisierung ist der Kot von Tauben, gefolgt von Papageien und Wellensittichen.

Rinder und Schweine: Hier sind Sensibilisierungen eher selten. Liegt eine Allergie auf Kuhhaare oder -schuppen vor, wird häufig auch Kuhmilch nicht vertragen.

Küchenschaben: Sie spielen bei uns keine große Rolle. In amerikanischen Großstädten dagegen sind sie besonders unter schlechten Wohnverhältnissen eine häufige Allergenquelle.

Allergien gegen Hausstaubmilben sind häufig

Hausstaubmilben sind die häufigsten Allergieauslöser in Innenräumen. Man schätzt, dass ca. fünf Prozent der Bevölkerung an einer Milbenallergie leiden.

Milben zählen zu den Spinnentieren und umfassen 30 000 (!) Arten, zu denen u. a. die als Parasiten lebenden Zecken und Krätzmilben gehören. Die im Hausbereich

---

TIPP

So können Tierallergiker vorbeugen

- Meiden Sie Kontakt mit Haustieren:
  - Haustiere abschaffen, sofern eine Allergie nachgewiesen ist.
  - Keine Tiere anschaffen, auf die Sie (noch) nicht allergisch reagieren, denn es besteht ein hohes Risiko, dass sich Ihre Allergie durch Exposition ausdehnt.
- Tragen Sie keine Kleidungsstücke aus Tierfellen oder Schafwolle.
- Rosshaarmatratzen aus dem Schlafzimmer entfernen.
- Im Urlaub sicherstellen, dass das Hotelzimmer oder Ferienhaus nicht mit Tierhaaren belastet ist.
- Entsprechende Exposition durch Kleidung von Bekannten, Freunden oder Kollegen vermeiden.

---

angesiedelten Hausstaub- und Vorratsmilben sind winzige Tierchen (0,1–0,5 mm), die man mit bloßem Auge nicht erkennen kann. Allergisierend wirken die Ausscheidungsprodukte dieser Tiere, insbesondere der eiweißhaltige getrocknete Milbenkot.

Hausstaubmilben vermehren sich vor allem bei einer Luftfeuchtigkeit von 65–80 Prozent sowie einer Temperatur zwischen 20–30°C. Hausstaubmilben findet man überall dort, wo sie günstige Lebensbedingungen antreffen. Ihre Nahrung aus menschlichen und tierischen Schuppen steckt vor allem im Staub von Betten, Matratzen, Polstermöbeln, Gardinen, Teppichen und Stofftieren. Erhöhte Luftfeuchtigkeit begünstigt das Wachstum von Milben. Daher bevorzugen sie Schlafzimmermatratzen, die ihnen durch die Körperwärme und das Schwitzen der Schläfer ein optimales Mikroklima bieten.

In trockenen Wüstengebieten mit geringer Luftfeuchtigkeit finden sich nur wenige und in Höhen über 1500 m überhaupt keine Hausstaubmilben mehr. Speichermilben, die eine besonders hohe Luftfeuchtigkeit benötigen, kommen verstärkt in Kornspeichern, Lagerräumen und landwirtschaftlich genutzten Vorratsräumen vor. In Wohnungen tropischer Regionen leben sie häufiger als in gemäßigten Klimazonen.

Es bestehen keine Kreuzreaktionen zwischen Hausstaub- und Speichermilben. Bei allergischen Beschwerden in Innenräumen und negativem Hauttest auf Hausstaubmilben sollte daher immer an die Möglichkeit einer Vorratsmilbenallergie gedacht werden. Es empfiehlt sich, die Vorratsmilben bei Verdacht auf eine Stauballergie im Hauttest zu erfassen. Dabei ist auch zu bedenken, dass der Hausstaub gewöhnlich eine Mischung aus Hausstaub- und Vorratsmilben sowie meist Tierschuppen, Schimmelpilzsporen, Textilfasern und Staubpartikeln ist.

Die höchste Anzahl von Hausstaubmilben bringen die Hochsommer- und Herbstmo-

Verschiedene Milbenarten

Milbenart	Vorkommen	Häufigkeit
Dermatophagoides pterinyssinus (Hausstaubmilbe)	besonders häufig im Sofa- und Schlafzimmerstaub	ca. 85 % aller Hausstaubmilben in Deutschland
Dermatophagoides farinae (amerikanische Hausstaubmilbe)	Schlafzimmer, Hausstaub	in Deutschland ca. 15 % aller Hausstaubmilben, in den USA häufigste Hausstaubmilbe
Acarus siro (Mehlmilbe)	in Ställen, Getreidemehlen	verstärkt im Herbst
Dermatophagoides microceras	im Bett-, Sofa- und Schlafzimmerstaub	selten

nate mit sich. Sinkt die Luftfeuchtigkeit unter 55 Prozent, trocknen die Milben aus und sterben ab. Obwohl dies zu Beginn der Heizperiode der Fall ist, verstärken sich oft die Beschwerden in der kalten Jahreszeit. Der Grund ist, dass die trockenen Hausstaubmilbenexkremente (Kotbällchen) in der Heizungsluft zerfallen und als Feinstaub aufgewirbelt mit der Atemluft inhaliert werden. Im Gegensatz zu den Pollen verursachen Hausstaubmilben deshalb häufig das ganze Jahr über allergische Beschwerden.

Je höher die Konzentration von Hausstaubmilben, desto wahrscheinlicher ist die Entwicklung einer Allergie bei den Hausbewohnern. Die Folgen sind allergische Symptome der Augen (Augenjucken), der Nase (Fließschnupfen und Niesen) und der Bronchien (Husten und Asthma). Man vermutet, dass Hausstaubmilbenallergene auch für allergische Erkrankungen der Haut, insbesondere für Neurodermitis (Milchschorf), von Bedeutung sind.

wichtig

Durch einen Färbetest können Sie feststellen, wie hoch die Hausstaubmilbenkonzentration an verschiedenen Stellen Ihrer Wohnung (z. B. in Ihren Polstermöbeln) ist. Dieser Test (Acarex®) ist in jeder Apotheke erhältlich.

Was tun?

Es gibt diverse vorbeugende Maßnahmen, die Sie insbesondere im Schlafzimmer konsequent umsetzen sollten, weil wir hier die längste Zeit unseres Lebens verbringen.

- Entfernen Sie Staubfänger z. B. Polstermöbel und Gardinen und verwenden stattdessen glatte, leicht zu reinigende Leder- oder Kunstledermöbel und Kunststoffrollos.

- Bettdecken, Kissen und andere Textilien sollten bei mind. 60°C waschbar sein.
- Sie können spezielle, für Hausstaubmilben undurchlässige Zwischenbezüge für Kissen, Bettdecken und Matratzen verwenden.
- Statt Daunen sollten Sie Kunstfaserfüllungen bevorzugen.
- Verbannen Sie Pflanzen und Luftbefeuchter, insbesondere aus dem Schlafzimmer.
- Halten Sie keine Haustiere, denn sie erhöhen die Milbenkonzentration.
- Kämmen Sie Ihre Haare nicht im Schlafzimmer, denn Haare und Hautschuppen sind ideale Nahrung für Milben.
- Keine Matratzen aus organischem Material wie Rosshaar oder Rohbaumwolle (Futons) benutzen, stattdessen Schaumstoff oder Latexmatratzen, sofern keine Latexallergie besteht.
- Keine (langflorigen) Teppiche, vor allem aus Naturmaterialien (Schafwolle).
- Offene Bücher- und Musikregale nicht im Schlafzimmer aufstellen: Das sind klassische Staubfänger.
- Stofftiere verbannen oder regelmäßig waschen bei über 60 Grad. Zusätzlich: Stofftiere für 24 Stunden in die Gefriertruhe legen. Das überlebt sicher keine Hausstaubmilbe.
- Verwenden Sie einen Staubsauger mit Mikrofilter.

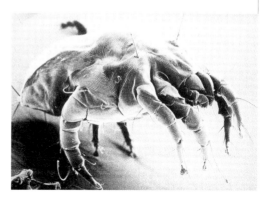

▲ Hausstaubmilben sind natürliche Bestandteile des Ökosystems fast jeden Haushalts. Sie sind jedoch so winzig, dass man sie mit bloßem Auge nicht erkennen kann, sondern nur unter dem Elektronenmikroskop.

Teppichboden oder glatte Böden?

Wurden bis vor wenigen Jahren bei Hausstauballergie ausschließlich glatte und wischbare Böden empfohlen, dürfen Sie sich heute mit gutem Gewissen für einen Teppichboden entscheiden. Zu diesem Schluss kommt eine groß angelegte Europäische Lungenstudie (European Community Respiratory Health Survey II, kurz ECRHS II), die bei der Erforschung von Atemwegserkrankungen im Zusammenhang mit Hausstauballergien erstmals auch Lebensumstände und Umwelteinflüsse berücksichtigt:

So steigt die Zahl der chronisch an Asthma Erkrankten in Verbindung mit Schimmelbildung und Feuchtigkeit in Wohnräumen weiter deutlich an. Was die Allergenbelastung durch verschiedene Bodenbeläge angeht, empfehlen Fachleute bei Hausstauballergie ausdrücklich das Verlegen von Teppichboden. Denn: Werden glatte Fußböden aus Parkett oder

Laminat nicht täglich feucht gewischt, stellen die aufwirbelnden Staubflocken eine direkte Belastung für den Hausstaub-Allergiker dar – schließlich wird der Staub bei jedem Luftzug immer wieder erneut aufgewirbelt. Im Vergleich dazu bindet jedoch ein textiler Bodenbelag den Staub nachhaltig und reduziert somit den Staubgehalt in der Luft.

Geradezu ideal für einen Allergiker-Haushalt ist demnach ein Teppichboden, der emissionsfrei verlegt werden kann und außerdem (ganz wichtig!) das TÜV-Siegel »Für Allergiker geeignet« trägt. Namhafte Teppichbodenhersteller wie beispielsweise die Vorwerk-Teppichwerke in Hameln bieten heute ausschließlich schadstoffgeprüfte Teppichböden mit diesem Teppich-Siegel an.

wichtig

Als Allergiker sollten Sie in jedem Fall einen Staubsauger benutzen, der das TÜV-Siegel »Für Allergiker geeignet« trägt und zudem mit einem speziellen Mikrofilter ausgestattet ist.

Was bringen Lufttrockner und -reiniger?

Nach neueren Untersuchungen lässt sich durch Benutzung eines Lufttrockners (Verminderung der Luftfeuchtigkeit von 80 auf 50 Prozent) eine deutliche Reduktion der Hausstaubmilbenkonzentration erzielen. Ebenfalls neu zugelassen ist ein Gerät zur Luftreinigung (TherapyAir®Plus) der Firma Zepter&Bioptron GmbH, welches die Milbenkonzentration in Innenräumen deutlich reduzieren kann.

Spezielle Zwischenbezüge sind sehr wirksam

Im Handel werden spezielle, für Hausstaubmilben undurchlässige Zwischenbezüge für Kissen, Bettdecken und Matratzen angeboten. Diese Zwischenbezüge (engl. »Encasings«) sind äußerst wirksam. Die Poren sind so klein ($\leq 0,5$ μm), dass die Hausstaubmilben nicht hindurchpassen. Die Bezüge lassen sich auch auskochen. Beim Einkauf muss darauf geachtet werden, dass der Bezug luft- und wasserdampfdurchlässig ist, um vermehrtes Schwitzen bzw. eine Verschlechterung des Schlafkomforts zu vermeiden. Ein geeignetes Produkt sind die Matratzenzwischenbezüge Allergocover® vom Hersteller Allergopharma aus einem luftdurchlässigen Polyestermikrofasergewebe.

Die Bettbezüge können Sie sich auf Kassenrezept verordnen lassen, sofern bei Ihnen eine schwere Hausstaubmilbenallergie nachgewiesen wurde. Sie gelten dabei als medizinische Heil- und Hilfsmittel, die das Arzneimittelbudget des Arztes nicht belasten. Die Wirksamkeit dieser Schutzmaßnahme ist ausgesprochen hoch und allgemein anerkannt. Die Verwendung von Encasings sollte jedoch nicht dazu führen, andere notwendige Verhaltensregeln und Sicherheitsvorkehrungen zur Vermeidung hoher Milbenbelastungen außer Acht zu lassen.

Reinigungsmittel gegen Milben

Zur Milbenbeseitigung gibt es diverse chemische Reinigungsmittel, deren Wirkung allerdings umstritten ist. Im Handel sind Akaroside wie Tannin und Akarizid (Acarosan®). Ihr Nachteil liegt in der inhalativen Belastung durch die Substanzen selbst, sodass aus unserer Sicht solche Reinigungsprodukte nicht ratsam sind.

Allergie gegen stechende Insekten

Hierzulande sind vor allem Bienen und Wespen sowie Hummeln und Hornissen von Bedeutung. Zwischen den Giften von Wespen und Hornissen besteht eine Kreuzreaktivität: Wer auf Wespenstiche allergisch reagiert, entwickelt auch allergische Reaktionen auf Hornissen. Patienten mit einer Allergie auf stechende Insekten reagieren häufig nicht nur mit Asthma, sondern auch mit lokalen Schwellungen (z. B. im Hals-, Rachen- und Kehlkopfbereich), was zu einer erschwerten Atmung und Erstickungsgefühl führen kann. Außerdem können Kreislaufreaktionen bis hin zum Kreislaufkollaps auftreten. Das Risiko einer tödlichen allergischen Schockreaktion (anaphylaktischer Schock) ist besonders bei älteren Patienten erhöht. Wegen der oft starken allergischen Reaktion sollten Sie bei Allergie gegen stechende Insekten Ihre Notfallmedikamente (Seite 148) in den Sommermonaten immer dabeihaben. Die beste Maßnahme bei Bienen- oder Wespenstichallergie ist die Hyposensibilisierung (Seite 109), die in 95 Prozent aller Fälle zu einem lebenslangen Schutz führt.

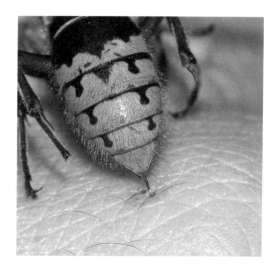

▶ Wer auf Wespenstiche allergisch ist, wird auch auf das Hornissengift allergisch reagieren.

125

TIPP

So beugen Sie Insektenstichen vor

- Vermeiden Sie schnelle und hektische Bewegungen, wenn stechende Insekten in Ihrer Nähe sind.
- Bei vorhandener Allergie sollten Sie einen Bogen um Blumen, Früchte, Insektennester, Abfallkörbe, Mülleimer etc. machen.
- Laufen Sie nicht barfuß über Wiesen.

- Bringen Sie Fliegengitter an den Fenstern Ihrer Wohnung an und lüften Sie erst nach Einbruch der Dunkelheit.
- Verzichten Sie auf alle Düfte, die Insekten anlocken könnten.
- Sind Sie von einer Biene gestochen worden, versuchen Sie, den Stachel sofort zu entfernen.

Schimmelpilze

Schimmelpilze sind mikroskopisch kleine Pflanzen, die im Gegensatz zu grünen Blattpflanzen kein Chlorophyll enthalten. Sie benötigen pflanzliches oder tierisches Material als Nahrung. Ihre ökologische Bedeutung erklärt sich daher, dass sie aus organischen Abfallprodukten Humus bilden. Sie bestehen aus einem Flechtwerk von Pilzfäden, die in großen Mengen Sporen produzieren. Diese Sporen werden über die Luft verbreitet. Durch das Einatmen dieser Sporen können allergische Reaktionen der Bronchien und Lungenbläschen sowie Pilzinfektionen der Lunge hervorgerufen werden.

Allergien gegen Schimmelpilze treten häufiger bei Kindern als bei Erwachsenen auf. In bestimmten Wirtschaftszweigen, etwa bei der Herstellung von Käse, Wein und Brot, kann es zu berufsbedingten Schimmelpilzallergien kommen.

Eine hohe Luftfeuchtigkeit ist Voraussetzung für das Wachstum von Schimmelpilzen. Dies erklärt, warum in warmen, feuchten Regionen oder schlecht belüfteten Räumen vermehrt Schimmelpilze auftreten. Schlecht gewartete Klimaanlagen können zusätzlich die Verteilung von Schimmelpilzsporen begünstigen.

Der schwierige Weg zur Diagnose: Schimmelpilze sind besonders artenreich. Eine Kreuzreaktivität liegt meist nicht vor, sodass bei Verdacht auf eine Allergie viele einzelne Schimmelpilze bei Ihnen ausgetestet werden müssen. Die Hauttests fallen oft nur schwach positiv aus und decken sich häufig nur in geringem Maß mit den sonstigen allergischen Suchtests einschließlich der Bestimmung der spezifischen Immunglobuline (IgE) im Blut.

Wie macht sich Schimmelpilz-befall bemerkbar?

Das Wachstum von Schimmelpilzen im Wohnbereich ist meist nur schwer nachweisbar. Sie sind oft nicht aufzufinden, etwa weil sie sich hinter feuchten Tapeten oder in Pflanzenerde verstecken. Schimmelpilzfäden und -sporen können Sie oft an einem weißlichen oder gräulichen Belag (z. B. auf Lebensmitteln, feuchten Wänden, Fußböden und Decken) erkennen, besonders in feuchter Umgebung. Auch an den Außenwänden kommen Schimmelpilze vor. In alten Häusern stecken sie hinter Holzvertäfelungen, im Badezimmer, in vermoderten Pflanzen, Bäumen und Blumenerde. Ideale Lebensbedingungen finden sie auch in feuchten Kellern, Stallungen und Komposthaufen. Dieser sollte daher nicht zu nahe an den Fenstern Ihres Hauses stehen.

Die im Haushalt vorkommenden Schimmelpilze sind überwiegend im Frühjahr und Herbst, die in der Natur vorkommenden von Juni bis September anzutreffen. Besonders in gut isolierten Wohnungen und Häusern mit Doppelverglasung ist der Luftaustausch vermindert und die relative Luftfeuchtigkeit ist oft zu hoch. Bei mangelhaftem Lüften bietet dies den idealen Nährboden für das Wachstum von Schimmelpilzen. In weniger gut isolierten Wohnungen kann es zur Entstehung von feuchten Ecken und Nischen durch Kondenswasserbildung kommen. Auch diese Stellen bieten Schimmelpilzen gute Wachstumsbedingungen.

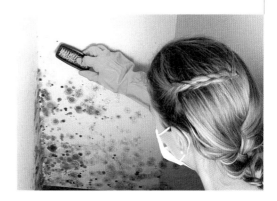

▲ Längst nicht immer ist der Schimmelpilz-befall so offensichtlich wie hier.

Was Sie gegen Schimmelpilze tun können

- Heizen Sie alle Zimmer, insbesondere in den Wintermonaten.
- Lüften Sie etwa dreimal täglich für 15 Minuten alle Zimmer, indem Sie die Fenster weit öffnen. Diese Stoßlüftung erhöht im Gegensatz zu lange gekippten Fenstern nicht die Heizkosten.
- Vermeiden Sie jegliche zusätzliche Luftbefeuchtung. Trocknen Sie keine Wäsche im Wohnbereich.
- Verzichten Sie auf Hydrokulturen und Zimmerpflanzen in Ihrer Wohnung, insbesondere in Ihrem Schlafzimmer. Sie bieten ideale Nährbedingungen für Schimmelpilze.
- Langfristig erzielen Sie durch Austrocknen jeglicher von Schimmelpilzen befallenen Stellen in den Wohnräumen und Kellern den besten Schutz vor neuerlichem Befall.

127

Sporenflugzeit von Schimmelpilzen

Schimmelpilz	Sporenmenge deutlich erhöht	Sporenmenge mittelgradig erhöht
Alternaria	Juli–August	Juni
Aspergillus	November–Februar	März–Oktober
Botrytis	Mai–August	September–April
Cladosporium	Juni–August	Mai und September
Fusarium	Juni–Oktober	November–Mai
Mucor	Juni–November	Dezember–Mai
Penicillium	Oktober–Februar	März–September

Nahrungsmittelallergie

Eine Nahrungsmittelallergie führt selten zu einer entzündlich-allergischen Reaktion der Bronchien im Sinne eines Asthmas. Primäres Zielorgan sind Mund, Rachen und Darmschleimhaut mit z. B. Schwellung der Lippen, Gaumenjucken, Kratzen im Hals sowie Übelkeit, Durchfall, Blähungen, Erbrechen und Bauchschmerzen. Manchmal kommt es auch zu Nesselfieber, Hautausschlag, Augenjucken, Schwellung der Augenlider, Migräne, Kopf- und Gelenkschmerzen. Vor allem wenn Sie an einer Pollenallergie leiden, sollten Sie daran denken, dass zusätzlich eine Nahrungsmittelallergie vorliegen könnte.

WISSEN

Welche Nahrungsmittel sind besonders allergen?

- Häufige Auslöser einer Nahrungsmittelallergie sind bestimmte Obstsorten, Getreidemehle, Milch- und Fischeiweiß.
- Im Säuglings- und Kindesalter sind Allergien gegen Milcheiweiße (insbesondere Beta-Lactoglobulin und Casein), gegen Ei, Fisch, eventuell Sojaproteine und Hülsenfrüchte häufiger als im Erwachsenenalter.

Wie erkennt man eine Nahrungsmittelallergie?

In den meisten Fällen können Sie eine Nahrungsmittelallergie leicht erkennen. Die Beschwerden treten grundsätzlich dann auf, wenn Sie bestimmte Nahrungsmittel verzehrt haben.

Um die Nahrungsmittel genau zu identifizieren, können Sie eine sogenannte Suchdiät durchführen. Sie essen dabei eine Kost, bei der entweder die verdächtigen Stoffe nacheinander weggelassen werden (Eliminationsdiät), oder eine Diät, bei der täglich neue Lebensmittelgruppen nach vorhergehender allergenarmer Diät hinzugefügt werden (Additionsdiät). Sie essen z. B. über einen Zeitraum von drei Tagen nur ganz wenige Nahrungsmittel (z. B. Reis und Mineralwasser) und fügen dann einzelne Nahrungsmittelgruppen nacheinander hinzu. Auch eine Provokationsdiät ist manchmal sinnvoll: Dabei werden verdächtige Stoffe einzeln gegessen, wofür ein Beobachtungszeitraum von 72 Stunden notwendig ist.

Der Hautallergietest (Prick-Test) liefert nicht immer zuverlässige Ergebnisse bezüglich einer Nahrungsmittelallergie. Der Test kann falsch positiv oder falsch negativ (Seite 45) sein. Die Diagnosestellung lässt sich allerdings durch den RAST-Test verbessern, bei dem Antikörper (spezifisches IgE) im Blut auf die verdächtigen Nahrungsmittel untersucht werden (Seite 47).

Lebensmittelzusatzstoffe

Auch Konservierungsstoffe und Farbstoffe in Lebensmitteln können allergische oder der Allergie ähnliche Reaktionen hervorrufen. Man spricht dann von einer Pseudoallergie (Seite 58), wenn die Unverträglichkeitsreaktion nur scheinbar auf einer Allergie beruht. Hier versucht man zunächst, durch eine Diät, die frei von Zusatzstoffen ist, die Ursache der Unverträglichkeit herauszufinden – eine Detektivarbeit, die leider nicht immer erfolgreich ist.

Die häufigsten Auslöser einer Pseudoallergie sind biogene Amine, Zusatzstoffe (Disulfite, Benzoesäure, Sorbinsäure etc.) und Acetylsalicylsäure, dem Wirkstoff von Aspirin®.

Sulfit-Asthma: Ein typisches Beispiel für eine Pseudoallergie auf Zusatzstoffe sind die Reaktionen auf die Schwefelverbindungen (Sulfite mit Entwicklung eines Sulfit-Asthmas), z. B. in Wein, Zitronenlimonade, Fertiggerichten und Obstkonserven. Sulfite werden zur Konservierung von Lebensmitteln (z. B. Krabben und getrockneten Früchten) verwendet. Sulfit-Asthma wird bei weniger als 5 Prozent der Asthmatiker beobachtet. Betroffen sind typischerweise Patienten mit nicht allergischem (endogenem) Asthma.

Acetylsalicylsäure: Der Wirkstoff von Aspirin® – Acetylsalicylsäure – ist auch ein natürlicher Inhaltsstoff einiger Nahrungsmittel. Folgende Obstsorten enthalten sehr viel Acetylsalicylsäure: Sultanine, Rosine, Himbeere, Johannisbeere (rot, schwarz), Dattel (getrocknet), Blaubeere, Aprikose, Preiselbeere, Brombeere.

Atemübungen und Atemgymnastik

Auf den folgenden Seiten lernen Sie Körperstellungen kennen, die Ihnen das Atmen erleichtern. Auch verschiedene Atemübungen helfen Ihnen weiter. Einige typische atemgymnastische Übungen verbessern die Atmung durch eine Stärkung der Atemmuskulatur. Sie können Ihnen gegen erhöhte Widerstände in den Bronchien helfen, ersetzen jedoch nicht die medikamentöse Therapie.

Bei Asthmabeschwerden

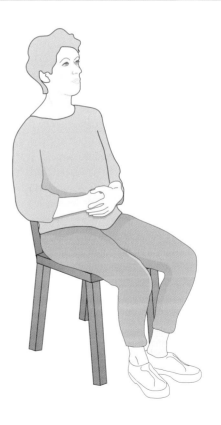

Bei starken Asthmabeschwerden entstehen Angstgefühle. Die Folge ist eine Erhöhung der Atemfrequenz (Hecheln). Die Atemmuskeln werden verstärkt eingesetzt. Der Atemwegswiderstand steigt, die Atemnot nimmt zu. Die folgenden Atemübungen helfen Ihnen, diesen Teufelskreis zu durchbrechen. Das Ziel ist eine ruhige, tiefe Bauchatmung, um das Bronchialsystem zu stabilisieren.

Kontaktatmung

Diese Übung im aufrechten Sitz dient der Wahrnehmung der Atmung.
- Setzen Sie sich aufrecht auf einen Stuhl.
- Schließen Sie die Augen.
- Legen Sie die Hände locker auf Ihren Bauch.
- Erfühlen Sie nun die Atembewegungen des Bauches mit den Händen.

Ausatmen mit Lippenbremse

Mit dieser Technik verhindern Sie das Zusammenfallen der verengten Atemwege.
Der Atemwiderstand wird herabgesetzt
und die Ausatmung erleichtert.
- Atmen Sie durch die Nase ein.
- Atmen Sie anschließend durch die locker aufeinanderliegenden Lippen aus.
- Die Wangen blähen sich dabei leicht
  auf. Nicht pressen!

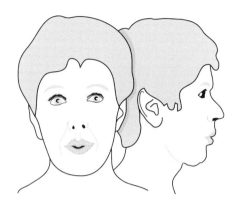

Das Atmen erleichtern

Die folgenden Körperstellungen erleichtern Ihnen das Atmen.

Seitenlage

- Legen Sie sich in Seitenlage auf ein Bett,
  eine Liege oder Couch.
- Der Oberkörper ruht auf einer mäßig
  erhöhten Unterlage (z. B. Kissen, ver-
  stellbares Kopfteil des Bettes etc.)
- Wählen Sie eine bequeme Lage für
  Arme und Beine.

Kutschersitz

- Setzen Sie sich auf den vorderen Teil
  der Sitzfläche eines Stuhls oder auf die
  Bettkante.
- Stützen Sie die Unterarme auf die etwas
  gespreizten Oberschenkel.

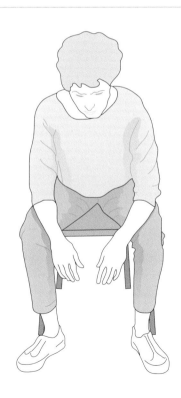

Reitsitz

- Setzen Sie sich rittlings auf einen Stuhl.
- Halten Sie den Rücken möglichst gerade.
- Stützen Sie die Unterarme auf der Rückenlehne ab.
- Stellen Sie die Füße fest auf den Boden.
- Achten Sie auf eine tiefe Zwerchfellatmung.

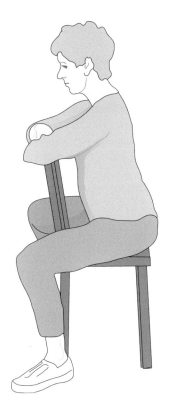

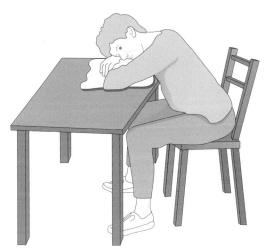

Entspannter Sitz am Tisch

- Setzen Sie sich an einen Tisch.
- Betten Sie Ihren Kopf auf ein auf dem Tisch liegendes Kopfkissen.
- Winkeln Sie die Arme an.
- Halten Sie den Rücken gerade, das Körpergewicht wird von Armen und Schultern getragen.

Strecksitz

- Setzen Sie sich mit aufgerichtetem Oberkörper »gestreckt« auf einen Stuhl. Beide Füße haben dabei Bodenkontakt.
- Falten Sie die Hände im Nacken.
- Schließen Sie die Augen.
- Atmen Sie tief durch die Nase ein (der Bauch tritt hervor, der Brustkorb weitet sich).
- Atmen Sie durch den Mund wieder aus (der Bauch wird kleiner, der Brustkorb senkt sich).

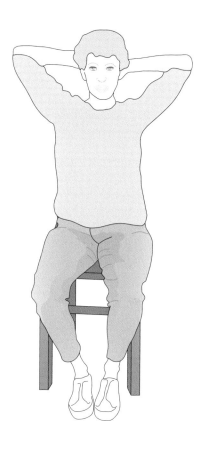

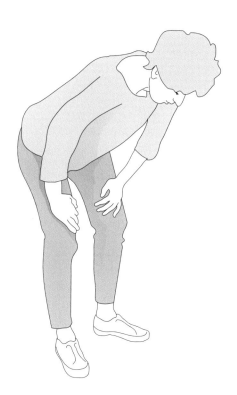

Gebeugter Stand – »Torwartstellung«

- Stellen Sie sich hin.
- Legen Sie Ihre Hände kurz über den Knien auf die Oberschenkel.
- Die Finger können Sie dabei nach innen abstützen.

Abstützen im Stehen

- Lehnen Sie sich locker an eine Wand (oder einen Baum etc.) und stützen Sie Ihre Hände ab.
- Atmen Sie ein und halten Sie die Luft kurz an, bevor Sie wieder ausatmen.

Diese Haltung führt nach starker körperlicher Belastung, vor allem in Verbindung mit der Lippenbremse, zu einer raschen Besserung der Atembeschwerden.

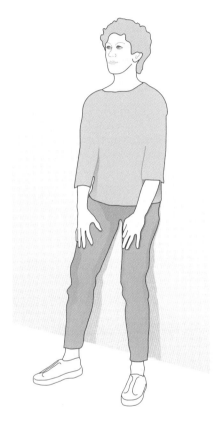

Rückenlage

- Sie liegen bequem in Rückenlage, die Hände flach auf dem Bauch.
- Mit geschlossenen Augen konzentrieren Sie sich auf die Atembewegungen des Bauches und atmen in den Bauch hinein.

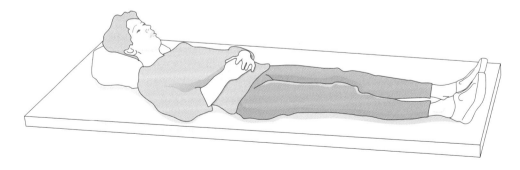

Dreh-Dehn-Lage

- Sie legen sich auf eine Seite und winkeln das obere Bein leicht an.
- Der obere Arm liegt hinter dem Kopf.
- Drehen Sie jetzt langsam den Oberkörper so weit wie möglich nach hinten, ohne dabei die Position der Beine zu verändern.
- Verharren Sie einige Sekunden in dieser Dreh-Dehn-Lage und atmen Sie in den Bauch hinein.
- Anschließend die Übung auf der anderen Seite wiederholen.

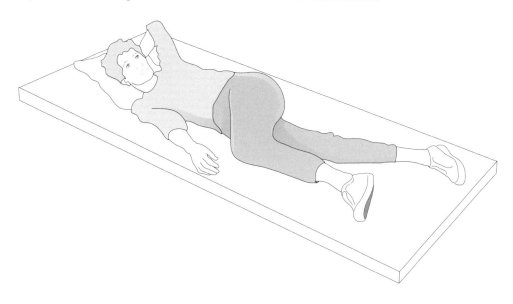

Übung zur Erweiterung der Atemwege

- Atmen Sie betont langsam und tief ein.
- Halten Sie anschließend die Luft für einige Sekunden an.

Diese Technik dient der Erweiterung der Atemwege. Zusätzlich wird der Atemnot entgegengewirkt, da es durch die Dehnung der elastischen Atemwege beim anschließenden Ausatmen zu einem »Zurückschnellen« der Bronchien kommt. So wird der sonst passiv ablaufende Vorgang der Ausatmung verstärkt.

Atemübungen beim Hustenanfall

Atmen Sie bewusst langsam und tief, so lange, bis Sie den Schleim im Bereich des Kehlkopfes spüren. Husten Sie ihn dann mit möglichst nur ein bis zwei Hustenstößen ab.

Um zu verhindern, dass sich die Bronchien während eines Hustenstoßes zu stark verengen, husten Sie mit geschlossenen Lippen oder gegen den Widerstand Ihrer Hand, die Sie direkt vor den Mund halten.

Bei Reizhusten ist es hilfreich, etwas Speichel zu schlucken oder die Luft kurzzeitig anzuhalten, um dann oberflächlich weiter zu atmen. Bei starkem Reizhusten können Sie auch mit geschlossenen Lippen bzw. gegen Ihre vorgehaltene Hand husten.

Atemgymnastik

Die folgenden Übungen kräftigen Ihre Atemmuskulatur.

Drehen des Oberkörpers

- Stellen Sie sich aufrecht mit gegrätschten Beinen hin.
- Strecken Sie Ihre Arme in Schulterhöhe locker zur Seite.
- Nun drehen Sie den Oberkörper erst nach rechts, dann nach links; den Kopf dabei nach vorn richten.
- Atmen Sie ruhig und langsam, gegebenenfalls mit der Lippenbremse.

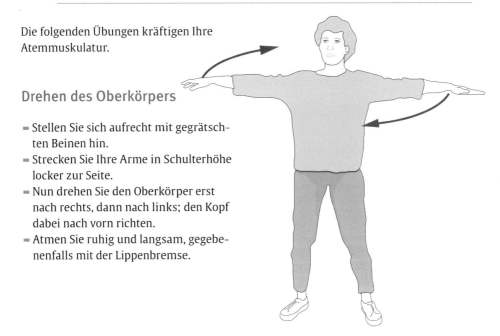

Rückenübung (Frottierübung)

Diese Übung hilft Ihnen, zähen Schleim besser abzuatmen.

- Frottieren Sie mit dem Handtuch Ihren Rücken, wichtig sind zwei Geschwindigkeiten.
- Arbeiten Sie zunächst schnell mehrmals beidseitig.
- Anschließend langsam mit bewusst langsamer Ausatmung.
- Führen Sie diese Übung atemsynchron aus: beim Hochziehen der Arme einatmen, beim Herabziehen ausatmen.

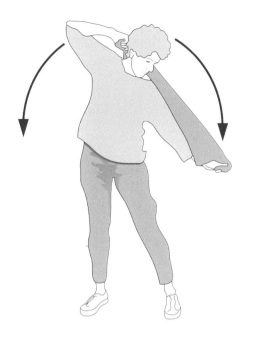

Vorbeugen

- Stellen Sie sich mit gegrätschten Beinen hin.
- Beugen Sie den Oberkörper nach vorn, indem Sie in der Hüfte abknicken.
- Strecken Sie die Arme über den Kopf.
- Richten Sie sich wieder auf und beugen Sie sich erneut nach vorne, so weit wie es Ihnen möglich ist.
- Wiederholen Sie diese Übung einige Male.

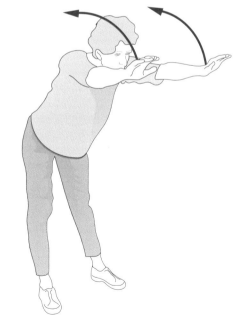

137

Was hilft noch?

Neben dem Meiden Ihrer Asthmaauslöser und den eben beschriebenen Übungen gibt es weitere Selbsthilfemaßnahmen, die Ihr Wohlbefinden erhöhen. Hilfreich sind beispielsweise das Erlernen und regelmäßige Praktizieren von Yoga- und Entspannungsübungen. Wichtig sind auch eine vitaminreiche, fleischarme Ernährung sowie die gezielte Behandlung von Nährstoffmängeln.

Mit Yoga kontra Asthmabeschwerden

Als begleitende Maßnahme sind Hatha- und insbesondere Kundalini-Yoga bei Asthma anzuraten. Im Rahmen einer Atemtherapie und eines Atemmuskeltrainings verbessern sie die Funktion des großen »Atemmuskels« Zwerchfell sowie der Atemhilfsmuskeln und trainieren die Koordination der Atmung. Darüber hinaus fördern diese Übungen das Herz-Kreislauf-System, die gesamte Körperhaltung und vermitteln dabei innere Ruhe und Ausgeglichenheit. Wissenschaftliche Studien erbrachten den Beweis: Eine begleitende Yoga-Therapie beeinflusst den Verlauf von Asthma günstig.

Yoga beruht auf einer jahrtausendealten indischen Philosophie und Wissenschaft. Sie geht davon aus, dass der Mensch zwei Pole hat, die als Shiva (Bewusstsein) und Shakti (Schöpfungskraft, Natur, Gefühl) bezeichnet werden. Yoga heißt übersetzt so viel wie »verbinden« bzw. »sich mit sei-

nem höheren Selbst verbinden«. Die Dualität der beiden Pole soll aufgehoben und so Körper, Geist und Seele miteinander vereint werden.

Im Lauf der Zeit entwickelten sich in Indien verschiedene Formen wie Bhakti-, Karma-, Raja- und Hatha-Yoga.

Hatha-Yoga: Hatha-Yoga beruht auf meditativen Übungen sowie langsamen Körperbewegungen (Asanas) und Atemübungen im Wechsel, um seelische und körperliche Entspannung und (als Endziel) Erleuchtung zu erlangen.

Kundalini-Yoga: Kundalini-Yoga leitet sich von Kundalini – der »Schöpfungskraft des Bewusstseins« – ab, die beide Pole in sich vereint. Wesentlicher Bestandteil sind Atemübungen sowohl mit dem Zwerchfell als auch mit der Atemhilfsmuskulatur.

Die Buteyko-Atemtechnik

Diese vom russischen Mediziner Buteyko vor ca. 60 Jahren entwickelte Atemtechnik beruht auf der Erkenntnis, dass Atemprobleme vor allem dadurch entstehen, dass zu schnell und flach geatmet wird. Man nennt dies »Überatmung« oder »Hyperventilation«. Die Technik kann wirksam als Selbsthilfemethode angewendet werden, um wieder natürlich zu atmen.

In Großbritannien wurde die Methode 2008 anerkannt und als »wahrscheinlich wirksam« beurteilt. Ziel ist, die Hyperventilation auszuschalten und dadurch die für Asthma typischen Krämpfe der Atemwege und vermehrte Schleimbildung zu reduzieren. In den Guidelines der British Thoracic Society wird diese Technik zur Kontrolle von Asthmabeschwerden empfohlen.

Nach Buteyko wird die Hyperventilation oft vom Patienten selbst nicht erkannt. Abfallende Kohlendioxidspiegel im Blut führen zu Krankheitsbeschwerden wie Angstgefühl, Zittern, Luftnot, thorakalen Schmerzen und Pulsrasen. Hyperventilation erhöht nach dieser Theorie auch die körperlichen Reaktionen auf die Asthmaauslöser und verschlechtert die Immunabwehr. Die Verengung der Atemwege sei eine Reaktion des Körpers, um den Abfall des Kohlendioxids zu vermeiden.

Stress, Übergewicht, Trainingsmangel, eine Ernährung, die reich an tierischen Eiweißen ist, sowie zu langes Schlafen fördern offenbar die Neigung zur Hyperventilation. Auch Luftverschmutzung sowie passive oder aktive Zigarettenrauchinhalation sind nach Buteyko Auslöser für eine verdeckte Hyperventilation. Es wird daher empfohlen, nicht zu schnell und zu tief zu atmen bzw. anhand festgelegter Atemübungen das eingeatmete Luftvolumen zu reduzieren.

Die Schulung in der Buteyko-Methode besteht aus fünf bis zehn Sitzungen, die jeweils zwischen einer und zwei Stunden dauern. Üblicherweise sind 5–7 einstündige Sitzungen ausreichend, um eine Verbesserung der Asthmabeschwerden zu erreichen.

Man muss allerdings kritisch festhalten, dass größere wissenschaftliche Studien noch nicht vorliegen, sodass der Patient zurzeit selbst feststellen muss, inwieweit ihm diese »neue Atmung« tatsächlich hilft.

Das Immunsystem stärken

Die vorschriftsmäßige, kontinuierliche Anwendung Ihrer antientzündlichen inhalativen Asthmatherapie fördert eine intakte Schleimhaut und hat somit eine zentrale Funktion in Ihrer Infektabwehr.

Da sich das Asthma bei akuten und insbesondere bei viralen Infekten der Atemwege häufig verschlechtert, ist der Wunsch nach Stärkung der Körperabwehr verständlich. Leider sind diesen Bemühungen heute noch Grenzen gesetzt. Zur Vorbeugung gehört eine gesunde, überwiegend vegetarische, fleischarme, jedoch fischreiche Ernährung. Die Einnahme von Vitaminen sowie Spurenelementen und Mineralien kann bei unzureichender Zufuhr durch die Nahrung unterstützend wirken. Sorgen Sie außerdem für genügend Bewegung und regelmäßiges körperliches Training. Für die Wintermonate empfiehlt sich eine Grippeschutzimpfung, die im Herbst erfolgen sollte. Möglicherweise ist auch eine Impfung gegen Lungenentzündung mit Pneumokokken ratsam, insbesondere dann, wenn bei Ihnen schon häufiger Lungenentzündungen aufgetreten sind. Sprechen Sie mit Ihrem Arzt darüber.

Auch die Psyche ist wichtig für das Immunsystem. Lassen Sie sich nicht unnötig unter Druck setzen und vermeiden Sie bewusst jeglichen Stress. Er schwächt Ihr Immunsystem und kann Asthmasymptome verstärken. Bislang fehlen jedoch wissenschaftliche Beweise dafür, dass psychische Belastungen die Ursache von Asthma oder einer Allergie sein können.

Hilfe durch gezielte Ernährung

Es ist selbstverständlich, dass bei einer Nahrungsmittelallergie oder -unverträglichkeit (Pseudoallergie) die betreffenden Nahrungsmittel gemieden werden müssen. Ansonsten müssen Sie auf nichts verzichten.

Generell empfiehlt sich – wie bei Nichtasthmatikern – eine ausgewogene, vitaminreiche, kalorienbewusste und fleischarme Ernährung. Auf vier Nährstoffe sollten Sie besonderen Wert legen:

Vitamin D:
Vitamin D spielt eine wesentliche Rolle bei der Regulierung des Kalziumspiegels im Blut und beim Knochenaufbau. Ein Vitamin-D-Mangel führt mittelfristig bei Kindern zu Rachitis und bei Erwachsenen zur Knochenerweichung bzw. -entkalkung. Ferner ist das Vitamin-D-System wichtig für die Entwicklung und Funktion des Nerven- und Muskelsystems. Neue wissenschaftliche Untersuchungen konnten einen Zusammenhang belegen

zwischen Vitamin-D-Spiegel im Blut und Lungenfunktion sowie bronchialer Überempfindlichkeit und Ansprechbarkeit auf Cortison. Zu niedrige Vitamin-D-Spiegel verschlechterten die genannten Befunde und haben dadurch einen ungünstigen Einfluss auf den Asthmaverlauf. Der Mangel an Vitamin D führt darüber hinaus zu einer vermehrten Bildung eines entzündungsfördernden Botenstoffs, dem Zytokin TNF alpha (Tumornekrosisfaktor alpha), welches die asthmatische Entzündungsreaktion verstärkt. Umgekehrt verbessern sich die Lungenfunktion und die Ansprechbarkeit auf inhalative Corticosteroide bei höheren Vitamin-D-Spiegeln.

Magnesium:

Magnesium erfüllt vielfältige Aufgaben, etwa bei der Muskelarbeit und der Informationsübertragung von Nerven auf Muskeln. Ferner werden über 300 Steuerungssubstanzen (Enzyme) durch Magnesium aktiviert. Vermutet werden Hilfsfunktionen für Knochenaufbau und Infektabwehr. So sprechen wissenschaftliche Untersuchungen dafür, dass eine zu geringe Aufnahme von Magnesium und Selen die Allergiebereitschaft verstärken kann. Ein Magnesiumüberschuss ist bei Gesunden nicht zu befürchten. Lediglich bei Nie-

renerkrankungen oder Schilddrüsenüberfunktion kann es zu einer übermäßigen Erhöhung der Magnesiumwerte im Blut kommen. Sport und starkes Schwitzen lassen den Bedarf an Magnesium steigen.

Selen:

Selen ist ein Spurenelement, ein lebenswichtiger Stoff, der nur in sehr geringer Menge benötigt wird. Es ist Bestandteil eines Enzyms, das unseren Körper vor zellschädigenden Sauerstoffprodukten (Radikalen) schützt. Durch die Verarbeitung von Lebensmitteln kann der Selengehalt reduziert werden. Andererseits ist bei Zufuhr von reinem Selen eine Vergiftung möglich, sodass auch hier der Grundsatz einer ausgewogenen obst- und gemüsereichen Ernährung gilt.

Zink:

Untersuchungen lassen vermuten, dass die kurzzeitige Einnahme von Zink die Dauer von Erkältungskrankheiten verkürzt und die Beschwerden lindert. Insbesondere ältere Menschen leiden häufiger an Zinkmangel. Hinsichtlich der Nebenwirkungen und damit der Sicherheit dieser Therapie liegen bisher noch wenige Informationen vor.

Zur Ruhe finden

Auch wenn Asthma bronchiale nicht durch psychische Erkrankungen verursacht wird, besteht kein Zweifel daran, dass seelische Belastungen, Stimmungsschwan-

kungen und Stress den Verlauf erheblich verschlechtern können. Ausgeglichenheit und Entspannung dagegen verbessern die Asthmaprognose; ein ruhiger, fröhlicher

Mensch wird weniger Mühe haben, sein Asthma zu kontrollieren.

Als Asthmatiker sollten Sie aktiv darauf hinwirken, innere Ruhe und Ausgeglichenheit zu finden. Dazu dienen regelmäßige Atem- und Entspannungsübungen ebenso wie regelmäßige sportliche Betätigung. Eine halbe Stunde Yoga nach dem Aufstehen und vor dem Schlafengehen kann zur Harmonisierung Ihres Seelenlebens beitragen. Genügend Schlaf, der Verzicht auf Alkohol und Zigarettenrauch (auch passiv) sowie eine gesunde und überwiegend vegetarische Ernährung helfen nicht nur dem Körper, sondern verbessern auch Ihr seelisches Befinden. Sehr gut geeignet ist auch die progressive

Muskelentspannung nach Jacobson sowie autogenes Training.

wichtig

Bei sehr starken psychischen Belastungen oder bei extremen Verstimmungen sollten Sie – in Rücksprache mit Ihrem Hausarzt – eine begleitende Psychotherapie erwägen.

Vergessen Sie nicht, sich auch in Ihrer Freizeit Ruheräume zu schaffen. Versuchen Sie, dem Fernsehen zu entfliehen. Lesen Sie vor dem Schlafengehen ein gutes Buch oder hören Sie Musik, die Sie entspannt. Bremsen Sie unnötige Aktivitäten und überprüfen Sie Ihre Tagesplanung, indem Sie Prioritäten setzen.

WISSEN

Was lernt man bei einer Asthmaschulung?

Asthmaschulungen (Patientenschulungen) sind sehr hilfreich, weil Sie Ihre Kenntnisse bezüglich Asthmabehandlung und -kontrolle vertiefen. Schulungen werden bei Ihrem Hausarzt oder Lungenfacharzt sowie häufig auch im Rahmen von Kur- bzw. Rehabilitationsbehandlungen in der Klinik durchgeführt. Folgende Inhalte werden bei Asthmaschulungen vermittelt:

- Aufbau und Funktion der Lunge
- Aufklärung über Krankheitsmechanismen und Auslöser
- Körperselbstwahrnehmung
- Verhaltenstraining, Asthmasport und Atemübungen
- Gezielter Einsatz von Medikamenten

- Nebenwirkungen bestimmter Medikamente
- Unterscheidung zwischen Dauer- und Bedarfsmedikation
- Erkennen einer Asthmaverschlechterung und ihrer Auslöser
- Peak-Flow-Messung, Dokumentation von Symptomen und Medikamentenverbrauch (Asthma-Tagebuch)
- Sicheres Vorgehen im Notfall
- Bronchialinfekt erkennen
- Selbsthilfemaßnahmen und Selbstmedikation
- Vorbeugende Maßnahmen
- Umgang mit emotionalen Auswirkungen

Asthma und Übergewicht

Wissenschaftliche Untersuchungen belegen, dass Übergewicht nicht nur ein Risikofaktor für die Asthmaentwicklung ist, sondern auch die Asthmakontrolle verschlechtert. Sowohl Asthma als auch Übergewicht gehen mit einer Entzündungsreaktion einher. Übergewichtige weisen eine vermehrte bronchiale Überempfindlichkeit auf. Eine Reihe von Hypothesen wurde aufgestellt, um diesen Zusammenhang zu erklären: bestimmte Ernährungsweisen begünstigen offenbar die Entstehung von Asthma und Übergewicht. Übergewicht führt zusätzlich zu einer vermehrten mechanischen Belastung der Atemmuskulatur bzw. zu erhöhter Atemarbeit. Weiterhin werden vom Fettgewebe bestimmte Eiweiße (sog. Apokine) freigesetzt, die ihrerseits die Entzündungsreaktion verstärken. So lassen sich bei Übergewichtigen vermehrt Entzündungsmarker wie CRP und TNFα nachweisen, die auch bei der Entstehung von Asthma eine Rolle spielen. Eine Gewichtsreduzierung durch diätetische Maßnahmen ist bei Übergewicht daher unbedingt anzustreben.

In einer 2011 publizierten US-amerikanischen Studie wurde bei mehr als 1000 Patienten untersucht, ob es einen Unterschied macht, wie alt die übergewichtigen Patienten bei Erkrankungsbeginn waren:

- 48 Prozent der Patienten hatten ein spät beginnendes Asthma (late onset asthma) mit erstmaligen Beschwerden im Alter > 12 Jahre während
- 52 Prozent bei Erkrankungsbeginn < 12 Jahre waren (early onset asthma).

Die jüngeren Patienten hatten häufiger Asthmaanfälle, eine schlechtere Lungenfunktion, vermehrte bronchiale Überempfindlichkeit sowie erhöhten Bedarf an Asthmamedikamenten. Diese Untersuchung zeigt, dass die Begleiterkrankung Übergewicht in Abhängigkeit des Erkrankungsbeginns unterschiedliche Auswirkungen auf den Asthmaverlauf hat. Kinder mit Übergewicht und Asthma sind offenbar besonders gefährdet.

143

Leben mit Asthma

Asthma ist gewöhnlich eine chronische Erkrankung, die einer Dauerbehandlung bedarf. Sofern die Medikamente in ausreichender Menge regelmäßig eingenommen und Asthmaauslöser gemieden werden, treten Beschwerden nur selten oder gar nicht mehr auf. Es lässt sich sozusagen komfortabel mit der Erkrankung leben. Einschränkungen der täglichen Aktivitäten oder der allgemeinen Lebensqualität sind bei der Einhaltung vorbeugender Maßnahmen in der Regel nicht zu erwarten.

Asthma und Sport – verträgt sich das?

Regelmäßige sportliche Betätigung verbessert die Leistungsfähigkeit und Belastbarkeit in allen Lebensbereichen und stärkt das Vertrauen in den eigenen Körper. Auch dies ist ein Weg, Angst und Unsicherheit im Zusammenhang mit der Asthmaerkrankung abzubauen.

Deshalb ist sportliche Betätigung für Asthmatiker grundsätzlich empfehlenswert, solange eine stabile medikamentöse Einstellung gewährleistet ist. Der Sport sollte jedoch keine zu starke Reizung des Bronchialsystems auslösen. Schonend für die Bronchien sind alle Gymnastikformen, Schwimmen in warmem Wasser sowie leichtes Jogging und Radfahren. Achten Sie unbedingt darauf, dass Sie keine Allergene (z.B. beim Joggen durch Felder), Staub, Ozon, Autoabgase sowie starke Chlordämpfe einatmen. Stark gechlortes Wasser im Schwimmbad kann erhebliche Asthmabeschwerden auslösen. Wählen Sie Ihre Umgebung, in der Sie Sport treiben, sorgfältig aus. Achten Sie insbesondere auf die Temperatur und Luftfeuchtigkeit. Eine kalte, trockene, staubige Halle ist ebenso ungünstig wie eine feuchtwarme, schwüle oder rauchige Umgebung.

wichtig

Die Atmung soll bei allen sportlichen Übungen harmonisch in den Ablauf einbezogen werden. Achten Sie dabei insbesondere auf eine möglichst ruhige Zwerchfellatmung.

Ratsam ist auch die Teilnahme an Lungensportgruppen, die von einigen Krankenkassen und niedergelassenen Ärzten in Zusammenarbeit mit Sportvereinen angeboten werden. Hier findet sportliches Training unter ärztlicher Betreuung und qualifizierter Anleitung statt. Auf der Internetseite der AG Lungensport finden Sie ein Verzeichnis der Lungensportgruppen in Ihrer Nähe.

In einer aktuellen Studie an 2 000 älteren weiblichen Patienten mit Asthma konnte belegt werden, dass durch eine regelmäßige sportliche Betätigung über einen Zeitraum von zwei Jahren die Anzahl von Asthmaanfällen signifikant reduziert werden kann.

Vor dem Sport sollten Sie sich langsam für 10–15 Minuten aufwärmen. Bei Anstrengungsasthma ist die Einnahme eines sofort wirksamen Beta-2-Mimetikums (kurz oder lang wirksam, z. B. Sultanol® oder Oxis®) ca. 30 Minuten vor dem Sport sinnvoll. Ein entsprechendes Präparat sollten Sie grundsätzlich als Notfallmedikament griffbereit haben. Muten Sie sich keine stärkeren Belastungen zu, wenn Sie übermüdet sind. Vorsicht ist auch bei Wettkampfsportarten anzuraten, bei denen man die eigene Leistungsgrenze erreicht oder möglicherweise überschreitet. Sofern bei Ihnen unter medikamentöser Therapie auch bei starker körperlicher Belastung keinerlei Asthmabeschwerden auftreten, ist auch Leistungssport möglich. So litten nach einer Untersuchung 20 Prozent der Teilnehmer der Olympischen Spiele im Jahr 2005 an Asthma. Zu den Leistungssportlern mit Asthma gehören z. B. der Fußballspieler Mario Basler und die Schwimmerin Sandra Völker und der mehrfache Goldmedaillengewinner Mark Spitz.

Was Leistungssportler wissen müssen

Auf der Verbotsliste des Internationalen Olympischen Komitees (IOC) stehen auch einige Asthmamedikamente.

Sowohl die antientzündlich wirksamen Corticoide als auch Beta-2-Mimetika fördern, sobald sie ins Körpersystem aufgenommen werden, den Stoffwechsel. Sie sind den anabolen Substanzen zugeordnet und werden daher als Dopingmittel aufgefasst. Systemische Corticoide, also Cortisontabletten, -injektionen oder -zäpfchen, sind grundsätzlich verboten. Bei den inhalativen Medikamenten galt der Gebrauch in den meisten Fällen als genehmigungspflichtig.

Inzwischen haben die Aufsichtsbehörden die Regelungen etwas gelockert. Die Inhalation von bestimmten Beta-2-Mimetika (Salbutamol, Salmeterol und Formoterol) ist nur noch anzeigepflichtig und muss nicht mehr genehmigt werden. Liegt bei einem Leistungssportler Asthma vor, muss er seit Januar 2011 auch für die inhalative Anwendung von Cortison keine medizinische Ausnahmegenehmigung mehr beantragen. Die Verwendung der anderen Beta-2-Mimetika einschließlich Bambuterol, Clenbuterol, Fenoterol, Orciprenalin und Reproterol ist in jeder Form verboten. Andere Wirkstoffe wie Cromoglicinsäure, Ketotifen und Leukotrienantagonisten wie Montelukast sind ohne Einschränkungen zugelassen. Weiterführende Informationen erhalten Sie unter www.nada-bonn.de.

145

Asthma und Schulsport

Bewegung und Sport sind ein wichtiger Baustein für die geistige und körperliche Entwicklung von Kindern. Aufgrund der Häufigkeit des Asthmas bei Kindern ist davon auszugehen, dass in jeder Klasse je nach Größe zwei bis fünf Kinder mit Asthma betreut werden. Leider kommt es immer noch häufig vor, dass Kinder mit Asthma wegen ihrer Erkrankung vom Schulsport befreit werden. So hat eine aktuelle Umfrage an Hamburger Schulen gezeigt, dass ca. ein Drittel der Kinder mit Asthma gar nicht oder nicht regelmäßig am Schulsport teilnehmen.

Angesichts moderner Medikamente und international vereinbarter Stufenpläne zu einer strukturierten Behandlung auch beim kindlichen Asthma können mehr als 90 Prozent der Kinder mit Asthma in den Schulsport integriert werden. Neben der regelmäßigen Teilnahme am Schulsport sollten asthmakranke Kinder auch an außerschulischen Veranstaltungen wie z. B. Klassenfahrten teilnehmen. Die Lehrer spielen eine besondere Rolle bei der Integration dieser chronisch kranken Kinder. Gemeinsam mit den Eltern und dem betreuenden Hausarzt oder Lungenfacharzt sind Konzepte zu entwickeln, Kinder mit Asthma an den genannten Aktivitäten regelmäßig teilnehmen zu lassen.

> ### TIPP
>
> ### »Gleiche Chancen!? Asthma in der Schule«
>
> Die Deutsche Atemwegsliga hat eine Initiative mit dem Titel »Gleiche Chancen!? Asthma in der Schule« ins Leben gerufen, die in Kooperation mit den Behörden und Verbänden der Lehrer das Ziel verfolgt, die Situation von Kindern mit Asthma in der Schule zu verbessern. Fragen Sie in Ihrer Schule nach dieser Initiative und unterstützen Sie dieses Projekt.

Asthma und Berufswahl

Bei Vorliegen von Asthma sollte immer hinterfragt werden, ob der gewünschte oder angestrebte Beruf die bestehende Erkrankung fördern könnte. Mit überempfindlichen Bronchien sollten Sie einen Beruf, der mit einer verstärkten inhalativen Schadstoffbelastung (z. B. Maurer, Friseuse) verbunden ist, meiden. Auch Berufe, die gleichzeitig starke körperliche Arbeit verlangen (z. B. Arbeiter der Stadtreinigung, Möbelpacker), sind für die Krankheitsentwicklung ungünstig. Übermäßige psychische Belastungen z. B. durch Beruf mit häufigen Nachtschichten (z. B. Pflegedienst auf Intensivstationen) gefährden die Stabilisierung der Asthmaerkrankung.

146

Mit Asthma reisen

Je nach Wahl Ihres Urlaubsorts können sich Asthmabeschwerden verstärken oder vermindern. Ein längerer Aufenthalt in Städten mit hoher Umweltschadstoffbelastung wie etwa Kairo oder Mexico-City steigert häufig die Reizung der Bronchialschleimhaut und somit Ihr Asthma. Saubere Luft in industriefreier und allergenarmer Umgebung führt gewöhnlich zu einer besseren Asthmakontrolle.

Wenn Sie an einer Pollenallergie leiden, sollten nur pollenarme Urlaubsregionen Ihr Ziel sein, beispielsweise am Meer oder im Hochgebirge. Beachten Sie auch die jeweilige Pollenflugsaison vor Ort. Berge und Meer sind generell günstig bei Hausstaubmilbenallergien. (oberhalb 1500 m haben Milben keine Überlebenschance.) Alte, feuchte Häuser (z. B. Bauernhäuser) sind nichts für Hausstaubmilbenallergiker. Wenn Sie vor allem bei nasskaltem Wetter Asthmabeschwerden haben, sollten Sie Gebiete mit mildem Klima bevorzugen.

Trinken Sie auf Langstreckenflügen reichlich Flüssigkeit. Bei Neigung zu trockenen Schleimhäuten durch Klimaanlagen sollten Sie eine Nasensalbe (z. B. Bepanthen®) benutzen und möglichst durch die Nase atmen, um die Luft zu filtern. Auch ein Nasenspray mit Meersalzwasser kann zur Befeuchtung der Nasenschleimhaut dienen.

Asthma und Schwangerschaft

Etwa vier Prozent aller Schwangerschaften werden durch Asthma kompliziert. Unkontrolliertes Asthma gefährdet jede Schwangerschaft. Zu den Folgen zählen Frühgeburten, vermindertes Geburtsgewicht, Präeklampsie (mit Hochdruck und Nierenerkrankung einhergehende Erkrankung der Schwangeren) sowie erhöhte Sterblichkeit der Ungeborenen.

Der Verlauf von Asthma während der Schwangerschaft ist nicht vorhersehbar. Bei manchen Frauen bleibt das Asthma unverändert, bei anderen bessert oder verschlechtert es sich. Möglicherweise sind hormonelle und/oder psychische Umstellungen innerhalb der Schwangerschaft die Ursache. Wichtig sind nicht nur die Asthmakontrolle mittels medikamentöser Therapie, sondern auch regelmäßige Atemübungen, da das Zwerchfell im Lauf der Schwangerschaft zunehmend nach oben gedrängt wird.

Auslösende Asthmafaktoren sollten Sie unbedingt meiden, um den Medikamentenbedarf so niedrig wie möglich zu halten. Durch die Therapie muss gewährleis-

Checkliste: Notfall- und Reiseapotheke für Asthmatiker

Die täglich benötigten Medikamente sollten Sie auf Reisen in ausreichender Menge in Ihrem Handgepäck dabei haben. Grundsätzlich sind Medikamente der nächsthöheren Therapiestufe zu berücksichtigen (Seite 89). Cortisontabletten oder -zäpfchen, insbesondere für Kleinkinder, sind wichtiger Bestandteil einer Notfallapotheke und sollten immer dann auf Ihrer Liste stehen, wenn das Asthma sehr wechselhaft verläuft.

Bei Neigung zu schwergradigen eitrigen Infekten sprechen Sie mit Ihrem Arzt über die Möglichkeit, Ihnen ein geeignetes Antibiotikum zu verschreiben, um Arztbesuche im Urlaub zu vermeiden. Besteht eine Allergie, sollten Sie auch an Antiallergika denken. Falls Sie (z. B. durch einen Insektenstich) bereits einmal einen allergischen Schock erlitten haben, sollten Sie zusätzlich eine »Schockapotheke« einpacken.

Medikamentencheck

Überprüfen Sie rechtzeitig vor Abreise anhand der folgenden Checkliste, ob Ihre Notfall- und Reiseapotheke komplett ist:

- ☐ Dauermedikation in ausreichender Menge

Asthma-Eigenkontrolle

- ☐ Peak-Flow-Meter, Peak-Flow-Tagebuch und Therapieplan
- ☐ Telefonnummer und Adresse des Hausarztes bzw. eines Arztes am Urlaubsort

Asthmaanfälle

- ☐ Sofort wirksames bronchialerweiterndes Beta-2-Mimetikum, z. B. Aerodur, Sultanol®
- ☐ Basismedikament (inhalative Steroide)
- ☐ Cortisontabletten, z. B. Decortin® (20 mg), Prednison ratio® (5 mg)

Allergischer Schnupfen

- ☐ Antihistaminika (Tabletten), z. B. Telfast, Zyrtec, Allergodil
- ☐ Und/oder antiallergische Nasen-/Augentropfen

Bakterielle Atemwegsinfekte

- ☐ Antibiotika (Tabletten) bei erhöhter Infektanfälligkeit und Infektasthma
- ☐ Schleimlöser (Tropfen, Tabletten oder Brausetabletten), z. B. Soledum® (Kps.), Pulmicret®, NAC®, Ambroxol®

Insektenstich oder schwere Nahrungsmittelallergie

- ☐ Cortisontabletten, z. B. Decortin
- ☐ Antihistaminika-Tabletten, z. B. Fenistil
- ☐ Adrenalin (plus Cortisontabletten plus Antihistaminika; Tbl., s. o.), z. B. Epinephrin zur Selbstinjektion, z. B. Fastjekt®
- ☐ Kalzium-Brausetabletten, z. B. Calcium forte Sandoz® (1000 mg Brausetabletten)

tet sein, dass das Asthma stabil ist und kein Sauerstoffmangel auftritt. Ihre Lungenfunktionswerte sollten zumindest im unteren Normbereich liegen. Messen Sie daher regelmäßig Ihren Peak-Flow. Riskieren Sie durch eine zu vorsichtige Therapie einen Asthmaanfall, besteht aufgrund des Sauerstoffmangels Lebensgefahr für Ihr Kind und in den ersten drei Schwangerschaftsmonaten zusätzlich das Risiko für Missbildungen!

wichtig

Grundsätzlich sollten Sie während der Schwangerschaft vor der Einnahme von Medikamenten Rücksprache mit Ihrem Hausarzt oder Ihrem Gynäkologen halten.

Die Asthmamedikamente sollten Sie vorzugsweise in inhalativer Form einnehmen. Gegen inhalative Steroide und Beta-2-Mimetika gibt es auch in den ersten Schwangerschaftsmonaten keine Bedenken. In den meisten Fällen kann die Asthmatherapie während der gesamten Schwangerschaft unverändert fortgeführt werden. Neuere Studien konnten zeigen, dass der Stoffwechsel des Foeten durch die mütterliche Einnahme von inhalativen Corticoiden nicht beeinflusst wird. Es ist daher unwahrscheinlich dass die Entwicklung und das Wachstum des Kindes im Mutterleib durch die Einnahme von ICS in üblicher Dosierung gestört werden.

Wenn eine Operation ansteht

Jede Operation birgt ein Risiko, das sich bei Asthmatikern durch die Überempfindlichkeit der Atemwege noch erhöht. Der behandelnde Chirurg sowie der Narkosearzt (Anästhesist) sollten vor der Operation darüber informiert werden, dass Asthma vorliegt. Sprechen Sie gegebenenfalls zusätzlich mit Ihrem Hausarzt, damit dieser den Chirurgen und den Anästhesisten über die Schwere Ihres Asthmas informiert.

Bei Vollnarkosen wird oft ein Gummischlauch (Tubus) in die Luftröhre geschoben, um die Beatmung durchzuführen bzw. eine freie Atmung zu gewährleisten.

Unter Umständen muss Ihnen der Narkosearzt direkt vor der Operation eine Cortison- und/oder Theophyllinspritze geben.

wichtig

Bitte vergessen Sie nicht, die Asthmatherapie direkt vor und nach der Operation unverändert fortzusetzen.

Achten Sie darauf, dass Ihr Asthma zum Zeitpunkt der Operation stabil ist und Sie keinen Infekt der Atemwege haben. Bei Beschwerden sollten Sie Ihrem Hausarzt Ihr Peak-Flow-Protokoll und das Tagebuch zeigen.

Asthma im Alter

Auch für ältere Menschen gilt, dass sie ihren täglichen Aufgaben ebenso wie Sport und Hobbys weitgehend uneingeschränkt nachgehen sollten.

Die Sterblichkeitsrate bei Asthma ist im Alter über 55 Jahre am höchsten. Dies erklärt sich durch den Umstand, dass ältere Menschen oft weitere Erkrankungen haben, die ihr Asthma komplizieren können. In diesen Fällen ist besonders darauf zu achten, dass sich die verordneten Medikamente gegenseitig nicht verstärken bzw. abschwächen oder die Beschwerden anderer Erkrankungen nicht intensivieren.

Besondere Vorsicht ist wegen möglicher Unverträglichkeiten bei Betablockern (z. B. zur Blutdrucksenkung) und bei nicht steroidalen Antirheumatika sowie bei Aspirin geboten. Theophylline können bei älteren Menschen mit Herzproblemen zu Herzrhythmusstörungen und Kaliummangel führen.

Rehabilitation bei Asthma

Das lateinische Wort »Rehabilitation« bedeutet »Wiederbefähigung«. Diese Maßnahme spielt somit insbesondere bei berufsfähigen Patienten eine Rolle. Ziel ist dabei, ihre berufliche Einsatzfähigkeit wiederherzustellen. Eine Reha-Behandlung ist unter folgenden Umständen zu erwägen:

- wenn trotz ambulanter medizinischer Behandlung anhaltende Krankheitszeichen bestehen (z. B. Atemnot, Husten, Auswurf, eingeschränkte Belastbarkeit)
- nach Behandlung der Atemwegserkrankung im Akutkrankenhaus (Anschlussheilbehandlung = AHB)
- bei Einschränkung oder Bedrohung der Erwerbsfähigkeit
- bei drohender Pflegebedürftigkeit
- bei krankheitsbedingten Schwierigkeiten in der Ausbildung (Schule, Studium, Lehre)
- bei seelischen Krankheitsfolgen (Depressionen, Ängste, sozialer Rückzug)
- bei der Notwendigkeit von Reha-typischen Therapieverfahren, wenn diese ambulant nicht im erforderlichen Ausmaß erfolgen können, z. B. Patientenschulung, Physiotherapie, Nikotinentwöhnung

Service

Adressen, die weiterhelfen

Deutscher Allergie- und Asthmabund (DAAB) e. V.
Fliethstraße 114
41061 Mönchengladbach
Tel. 02161/81 49 40
(Hotline 01805/052121)
www.daab.de

Arbeitsgemeinschaft Allergiekrankes Kind (AAK) e. V.
Augustastr. 20
35745 Herborn
Tel. 02772/928 70
www.aak.de

Deutsche Atemwegsliga e. V.
Burgstraße 12
33175 Bad Lippspringe
www.atemwegsliga.de

Allergiker Selbsthilfe e. V.
Hermann-Löns-Weg 11a
65779 Kelkheim
Tel. 06195/91 06 74

Allergie- und umweltkrankes Kind e. V.
Adenauerallee 30
45894 Gelsenkirchen
Tel. 0209/380 90 36
www.bundesverband-allergie.de

AG Lungensport in Deutschland e. V.
c/o PCM
Wilhelm-Theodor-Römheld-Str. 20
55130 Mainz
Tel. 06131/971 88 32
www.lungensport.org

Arbeitsgemeinschaft Lungensport Hamburg e. V.
Hasselmannsweg 3
22926 Ahrensburg
Tel. 0176/53 57 59 25
www.lungensport.de

Bundeszentrale für gesundheitliche Aufklärung (BZgA)
Ostmerheimer Str. 220
51109 Köln
Tel. 0221/899 20
www.bzga.de

Deutsche Lungenstiftung e. V.
Herrenhäuser Kirchweg 5
30167 Hannover
Tel. 0511/215 51 10
www.lungenstiftung.de

Patientenliga Atemwegserkrankungen e. V.
Berliner Straße 84
55276 Dienheim
Tel. 06133/35 43
www.patientenliga-atemwegserkrankungen.de

Internetlinks aus Deutschland

Asthma Informationsprojekt für Hamburger Schulen: »Asthma, mehr wissen, besser verstehen«: **www.asthma-schule.de**

Ärztegruppe Lungenfunktionsdiagnostik: **www.lufu.de**

Ärzteverband Deutscher Allergologen: www.aeda.de

Links zum Thema Allergie: **www.allergielinks.de**

DGAI – Deutsche Gesellschaft für Allergologie und klinische Immunologie: **www.dgaki.de**

Deutscher Neurodermitis Bund e.V.: **www.neurodermitis-bund.de**

DGE – Deutsche Gesellschaft für Ernährung: **www.dge.de**

DZG – Deutsche Zöliakie-Gesellschaft: **www.dzg-online.de**

Gesellschaft für Pädiatrische Allergologie und Umweltmedizin e.V.: **www.gpau.de**

Gesundheitsadressen: **www.apolink.de**

Infoforum Schimmelpilz: **www.schimmelpilz.de**

Info Netzwerk Medizin 2000: **www.allergietherapie.de**

Allergien, Umwelt, Gesundheit: **www.allum.de**

Medizininfos: **www.medizinfo.de**

Neurodermitis – Online-Ratgeber: **www.neurodermitis therapie.info**

Pollenallergie: **www.pollenallergie.de**

Rund um Asthma: Asthma, Bronchitis, Emphysem: **www.rund-um-asthma.de/**

UBA Umweltbundesamt: Aktuelle Ozonwerte und bundesweite Ozonprognosen: **www.umweltbundesamt.de**

Urlaub für Allergiker: **www.urlaub-fuer-allergiker.de**

Internationale Internetlinks

Auf den folgenden englischsprachigen Internetseiten finden Sie aktuelle, hilfreiche Informationen zum Thema Asthma und Allergien.

AAAAI – American Academy of Allergy, Asthma and Immunology/JACI Journal of Allergy and Clinical Immunology: **www.aaaai.org/**

ACAAI – American College of Allergy, Asthma & Immunology: **www.acaai.org**

Allergy Resources International: **www.allallergy.net**

American Lung Association/ Asthma: www.lungusa.org/asthma

Asthma Resource Page: Information on Asthma, Programs, Medications, Prevention, Treatments, Research (Kanada): http://lung.ca/asthma

ATS – American Thoracic Society: http://www.thoracic.org/

Chest/American College of Physicians: www.chestnet.org/

Cochrane Collaboration (Bewertung von Therapien): www.cochrane.org

European Academy of Allergology and Clinical Immunology: www.eaaci.org

EFA – European Federation of Allergy and Airways Diseases Patients Associations: www.efanet.org

ERS – European Respiratory Society: www.ersnet.org/

Food Allergy Network: www.foodallergy.org

GINA – Global Initiative For Asthma: www.ginasthma.com/

Living Well with Asthma: The Asthma Society of Canada: www.asthma.ca/adults

National Asthma Campaign (Großbritannien): www.asthma.org.uk

National Asthma Council (Australien): www.nationalasthma.org.au

National Heart, Lung and Blood Institute (USA): www.nhlbi.nih.gov

National Pollen Network (USA): www.allernet.com

The Journal of Immunology: www.jimmunol.org

U.S. Environmental Protection Agency: www.epa.gov/asthma

WAO – World Allergy Organization: www.worldallergy.org

WHO – World Health Organization: www.who.int/ncd/asthma/sitemap.htm

Internetlinks für Yoga
Europäische Yoga-Union: www.yogaeurop.com

3HO Deutschland e.V.: www.3HO.de

B.K.S. Iyengar Yoga Vereinigung Deutschland e.V.: www.iyengar-yoga-deutschland.de

Deutsche Yogagesellschaft: www.yoga-uryoga.de

Mahindra-Institut gGmbH: www.mahindra-institut.de

Sivananda Yoga International: www.sivananda.org

Verwendete wissenschaftliche Literatur
Bacharier L, Strunk RC et al. Classifying Asthma Severity in Children: Mismatch between Symptoms, Medication Use, espir. Am J Respir Crit Care Med 2004; 170: 426–432

Brunekreef B, von Mutius E, Wong GK et al. Early life exposure to farm animals and symptoms of asthma, rhinoconjunctivitis and eczema: an ISAAC Phase Three Study. Int J Epidemiol 2012 Epub ahead of print

Chipps BE, Szefler SJ, Simons FE et al. Demographic and clinical characteristics of children and adolescents with severe or difficult-to-treat asthma. J Allergy Clin Immunol 2007; 119: 1156

Choudhry S, Avila PC, Nazario S et al. CD14 tobacco gene-environment interaction modifies asthma severity and immunoglobulin E levels in Latinos with asthma. Am J Respir Crit Care Med 2005; 172: 173

Cohen RT, Celedón JC. Breastfeeding and asthma: Where are we? Allergol Immunopathol (Madr) 2011; 39(6): 315–7

DiMango E, Holbrook JT et al. Effects of Asymptomatic Proximal and Distal Gastroesophageal Reflux on Asthma Severity, Am J Respir Crit Care Med 2009; Vol 180. pp 809–816

Eder W, Ege M, Mutius E: The Asthma Epidemic. N Engl J Med 2006; 355: 2226–2235

Garcia-Aymerich J et al. Prospective Study of Physical Activity and Risk of Asthma Exacerbations in Older Women. Am J Respir Crit Care Med 2009; 179: 999–1003

Hodyl NA, Stark MJ et al. Fetal Glucocorticoid-regulated Pathways Are Not Affected by Inhaled Corticosteroid Use for Asthma during Pregnancy. Am J Respir Crit Care Med 2011; 183: 716–722

Holguin F, Bleecker ER, Busse WW et al. Obesity and asthma: An association modified by age of asthma onset. J Allergy Clin Immunol 2011; 127 (6): 1486–1493

Horak E, Lanigan A, Roberts M et al. Longitudinal study of childhood wheezy bronchitis and asthma: outcome at age 42. BMJ 2003; 326: 422

Jackson DJ, Gangnon RE et al. Wheezing Rhinovirus Illnesses in Early Life Predict Asthma Development in High-Risk Children. Am J Respir Crit Care Med 2008; 178: 667–672

Kelly WJ, Hudson I, Phelan PD et al. Childhood asthma in adult life: a further study at 28 years of age. Br Med J (Clin Res Ed) 1987; 294:1059

Low K, Lau KK, Holmes P et al. Abnormal Vocal Cord Function in Difficult-to-Treat Asthma. Am J Respir Crit Care Med 2011; 184: 50–56

Marsh DG, Meyers DA, Bias WB. The epidemiology and genetics of atopic allergy. N Engl J Med 1981; 305: 1551

Oswald H, Phelan PD, Lanigan A et al. Outcome of childhood asthma in mid-adult life. BMJ 1994; 309: 95

Paul G, Brehm JM et al. Vitamin D and Asthma. Am J Respir Crit Care Med 2012; 185 (2): 124–132

Schneider A, Biessecker K, Quinzler R. Asthma patients with low perceived burden of illness: a challenge for guideline adherence. Journal of Evaluation in Clinical Practice 2007; 13: 846–852

Singh AM, Moore PE et al. Bronchiolitis to Asthma, A Review and Call for Studies of Gene-Virus Interactions in Asthma Causation. Am J Respir Crit Care Med 2007; 175:108–119

Sutherland ER, Goleva E et al. Vitamin D Levels, Lung Function, and Steroid Response in Adult Asthma. Am J Respir Crit Care Med Vol 2010; 181: 699–704

Sutherland TJT, Cowan JO et al. The Association between Obesity and Asthma Interactions between Systemic and Airway Inflammation. Am J Respir Crit Care Med 2008; 178:469–475

Verrills NM, Irwin JA et al. Identification of Novel Diagnostic Biomarkers for Asthma and Chronic Obstructive Pulmonary Disease. Am J Respir Crit Care Med 2011; 183:1633–1643

Yunginger JW, Reed CE, O'Connell EJ et al. A community-based study of the epidemiology of asthma. Incidence rates, 1964-1983. Am Rev Respir Dis 1992; 146: 888

Bücher zum Weiterlesen

Dierkesmann R, Bissinger S. **Endlich durchatmen!** Wirksame Atem- und Sporttherapie bei Asthma, chronischer Bronchitis und Lungenemphysem. Stuttgart: TRIAS 2005

Fraser T. **Ashtanga Yoga für Einsteiger.** Schritt für Schritt zu neuer Energie. Das vollständige Übungsprogramm für zu Hause. Stuttgart: TRIAS 2012

Olschewski A. **Progessive Muskelentspannung.** Stress abbauen mit den klassischen und neuen Übungen nach Jacobson. Stuttgart: TRIAS 2012

Saradananda S. **Atem – Kraftquelle deines Lebens.** Übungen aus dem Pranayama. Hörbuch. Stuttgart: TRIAS 2012

Stock C. **Achtsamkeitsmeditation.** Übungen für mehr Gelassenheit im Leben. Stuttgart: TRIAS 2012

Register

SERVICE

Liebe Leserin, lieber Leser,

hat Ihnen dieses Buch weitergeholfen? Für Anregungen, Kritik, aber auch für Lob sind wir offen. So können wir in Zukunft noch besser auf Ihre Wünsche eingehen. Schreiben Sie uns, denn Ihre Meinung zählt!

Ihr TRIAS Verlag
E-Mail-Leserservice: heike.schmid@medizinverlage.de
Lektorat TRIAS Verlag, Postfach 30 05 04, 70445 Stuttgart, Fax: 0711-8931-748

Bibliografische Information
der Deutschen Nationalbibliothek
Die Deutsche Nationalbibliothek verzeichnet diese Publikation in der Deutschen Nationalbibliografie; detaillierte bibliografische Daten sind im Internet über http://dnb.d-nb.de abrufbar.

Programmplanung: Alke Rockmann, Simone Claß
Redaktion: Dipl. Biol. Anne Bleick
Bildredaktion: Christoph Frick

Umschlaggestaltung und Layout: CYCLUS Visuelle Kommunikation, Stuttgart

Bildnachweis:
Umschlagfoto: F1online
Fotos im Innenteil: Aerocrine AG: S. 43; Alis Photo-Fotolia.com: S. 8; ChriSes-Fotolia.com: S. 125; F1online: S. 3; ft2010-Fotolia.com: S. 4 rechts, 50; Dr. G. Jelke: S. 30 unten; Prof. K. Morgenroth: S. 26 unten; Orhan Cam-Fotolia.com: S. 120; Plainpicture/fStop: S. 5 links, 62; Plainpicture/Gorilla: S. 4 links, 5 rechts, 32, 114; Printemps-Fotolia.com: S. 118; RioPatuca Images-Fotolia.com: S. 127; Dr. Tibor Schmoller: S. 39, 40, 44, 99, 100, 102
Die abgebildeten Personen haben in keiner Weise etwas mit der Krankheit zu tun.

Zeichnungen: Stiftung Deutscher Polleninformationsdienst: S. 117; alle anderen Zeichnungen von Christiane von Solodkoff

2. überarbeitete Auflage 2013 TRIAS Verlag in MVS

© 2007, 2013 TRIAS Verlag in MVS
Medizinverlage Stuttgart GmbH & Co. KG
Oswald-Hesse-Straße 50, 70469 Stuttgart

Printed in Germany

Satz und Repro: Fotosatz Buck, Kumhausen
gesetzt in: Adobe InDesign CS5
Druck: AZ Druck und Datentechnik GmbH, Kempten

Gedruckt auf chlorfrei gebleichtem Papier

ISBN 978-3-8304-6647-5   1 2 3 4 5 6

Auch erhältlich als E-Book:
eISBN (PDF)   978-3-8304-6648-2
eISBN (ePub)   978-3-8304-6649-9

Wichtiger Hinweis: Wie jede Wissenschaft ist die Medizin ständigen Entwicklungen unterworfen. Forschung und klinische Erfahrung erweitern unsere Erkenntnisse, insbesondere was Behandlung und medikamentöse Therapie anbelangt. Soweit in diesem Werk eine Dosierung oder eine Applikation erwähnt wird oder Ratschläge und Empfehlungen gegeben werden, darf der Leser zwar darauf vertrauen, dass Autoren, Herausgeber und Verlag große Sorgfalt darauf verwandt haben, dass diese Angaben dem Wissensstand bei Fertigstellung des Werkes entsprechen, jedoch kann eine Garantie nicht übernommen werden. Eine Haftung des Autors, des Verlags oder seiner Beauftragten für Personen-, Sach- oder Vermögensschäden ist ausgeschlossen.

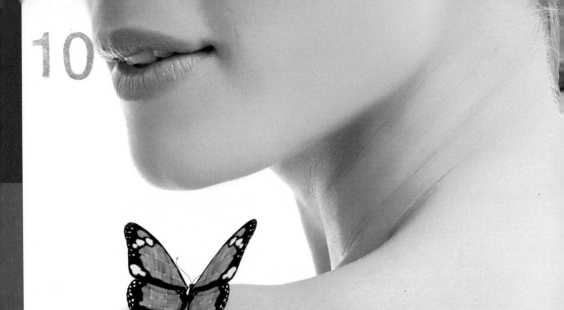

Hilfe bei Schmerzen und Verspannungen

▸ **GANZ LOCKER ENTSPANNEN**

Sich richtig wohlfühlen, schmerzfrei sein und gut aussehen, das ist eigentlich ganz leicht. Heike Höfler, die "Erfinderin" der Gesichtsgymnastik, bietet Ihnen wirkungsvolle Gymnastik- und Atemübungen an. Für einen aktiven Tag und eine erholsame Nacht!

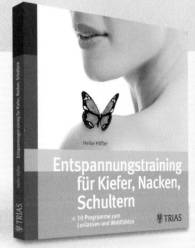

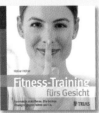

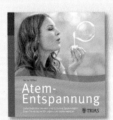

Fitness-Training fürs Gesicht
€ 17,99 [D] / € 18,50 [A] / CHF 25,20
ISBN 978-3-8304-3975-2

Atem-Entspannung
€ 14,99 [D] / € 15,50 [A] / CHF 21,–
ISBN 978-3-8304-6140-1

Heike Höfler
Entspannungstraining für Kiefer, Nacken, Schultern
€ 14,95 [D] / € 15,40 [A] / CHF 27,50
ISBN 978-3-8304-3541-9

Alle Titel auch als E-Book

TRIA

wissen, was gut